Lav-natrium DASH-kokebok

2023

Deilige oppskrifter for en sunn og balansert diett

Astrid Iversen

Innholdsfortegnelse

Kylling og linser blandet 12

Kylling og blomkål 13

Basilikum tomatsuppe og gulrotsuppe 14

Svinekjøtt med søtpoteter 15

Ørret og gulrotsuppe 16

Kalkun og fennikelstuing 17

Aubergine suppe 18

Søtpotetkrem 19

Kylling og soppsuppe 20

Lime Laksepanne 21

Potetsalat 22

Biff og tomatpasta 23

Reker og avokado salat 24

Krem av brokkoli 25

Kålsuppe 26

Selleri og blomkålsuppe 27

Svinekjøtt og purre suppe 28

Minty reker og brokkoli salat 29

Reker og torskesuppe 30

Reker og grønn løk Blandet 31

Spinatgryte 32

Karri blomkålblanding 33

Gulrøtter og zucchini 34

Stuing av kål og grønne bønner 35

Chilisoppsuppe 36

Chili svinekjøtt 37

Paprikasopp og laksesalat 38

Kikerter og poteter medley 39

Kardemomme kyllingblanding 40

Linser Chili 41

Dash Diet Side Oppskrifter 42

Rosemary endives 43

Lemony endivie 44

Pesto asparges 45

Paprika gulrøtter 46

Kremet potetgryte 47

Sesamkål 48

Koriander brokkoli 49

Chili rosenkål 50

Rosenkål og grønn løk blandet sammen 51

Mos blomkål 52

Avokado salat 53

Reddiksalat 54

Salat med sitron-endive 55

Oliven og maisblanding 56

Ruccola og pinjekjernersalat 57

Mandler og spinat 58

Grønne bønner og maissalat 59

Endivie og grønnkålsalat 60

Edamame salat 61

Drue og avokado salat 62

Oregano aubergineblanding 63

Blandede bakte tomater 64

Timian sopp 65

Spinat- og maisfritter 66

Mais- og rødløkstuing 67

Spinat og mango salat 68

Sennepspoteter 69

Kokosnøtt rosenkål 70

Salvie gulrøtter 71

Hvitløkssopp og mais 72

Pesto grønne bønner 73

Estragon tomater 74

Mandelbeter 75

Minty tomater og mais 76

Zucchini og avokado salsa 77

Eple og kålblanding 78

Stekt rødbeter 79

Dillkål 80

Kål og gulrotsalat 81

Tomat og oliven salsa 82

Zucchinisalat 83

Salg av karrigulrot 84

Salat og rødbetsalat 85

Urte reddiker 86

Bakt fennikelblanding 87

Stekt paprika 88

Dadler og stekt kål 89

En blanding av svarte bønner 90
En blanding av oliven og endive 91
Tomat- og agurksalat 92
Pepper og gulrotsalat 93
En blanding av svarte bønner og ris 94
En blanding av ris og blomkål 95
Balsamicobønneblanding 96
Kremet rødbeter 97
En blanding av avokado og paprika 98
Stekt søtpotet og rødbeter 99
Grønnkål sauté 100
Krydret gulrøtter 101
Sitronartisjokker 102
Brokkoli, bønner og ris 103
Bakt Squash Mix 104
Kremet asparges 105
Basilikum beteblanding 106
Ris og kapers blandes 107
Spinat og grønnkålblanding 108
Kalkun og spisskummen brokkoli 109
fedd kylling 110
Kylling med ingefær artisjokker 111
Kalkun og pepperkornblanding 112
Kyllinglår og rosmaringrønnsaker 113
Kylling med gulrøtter og kål 114
Aubergine og kalkun sandwich 115
Enkle kalkun- og zucchini-tortillas 117

Kylling med paprika og auberginepanne 118

Balsamicobakt kalkun 119

Cheddar kalkunblanding 120

Parmesan Tyrkia 121

Kremet kylling og reker blanding 122

Basilikum kalkun og varm asparges blanding 123

Cashew kalkun medley 124

Kalkun og bær 125

Fem krydder kyllingbryst 126

Kalkun med krydret grønt 127

Kylling og chilisopp 128

Chili kylling og tomat artisjokker 129

Blanding av kylling og bete 130

Kalkun med sellerisalat 131

Kyllinglår og druer blandet 132

Kalkun og sitronbygg 133

Kalkun med rødbeter og reddikblanding 134

Hvitløk svinekjøtt blanding 135

Pepperkjøtt med gulrøtter 136

Ingefær svinekjøtt og løk 137

Spisskummen svinekjøtt 139

Svinekjøtt og grønt blandes 140

Svinekjøttpanne med timian 141

Merian svinekjøtt og zucchini 142

Krydret svinekjøtt 143

Kokos svinekjøtt og selleri 144

Svinekjøtt og tomatblanding 145

Salvie svinekoteletter 146
Thai svinekjøtt og aubergine 147
Svinekjøtt og lime-løk 148
Balsamico svinekjøtt 149
Pesto svinekjøtt 150
Svinekjøtt og persillepepper 151
Spisskummen lammeblanding 152
Svinekjøtt med reddiker og grønne bønner 153
Fennikel lam og sopp 154
Svinekjøtt og spinatgryte 155
Svinekjøtt med avokado 156
Svinekjøtt og epleblanding 157
Svinekoteletter med kanel 158
Kokosnøtt svinekoteletter 159
Svinekjøtt med blandet fersken 160
Kakao lam og reddiker 161
Sitronsvin og artisjokker 162
Svinekjøtt med koriandersaus 163
Svinekjøtt med mangoblanding 164
Rosmarin svinekjøtt og sitron søtpoteter 165
Svinekjøtt med kikerter 166
Lammekoteletter med grønnkål 167
Chili lam 168
Svinekjøtt med paprika 169
Svinekoteletter og snøerter 170
Svinekjøtt og myntemais 171
Dill lam 172

Allehånde pinnekjøtt og oliven 173

Italienske lammekoteletter 174

Svinekjøtt og oreganoris 175

Svinekjøttboller 176

Svinekjøtt og endive 177

Svinekjøtt og gressløk reddik 178

Kjøttboller laget av mynte og spinat 179

Kjøttboller og kokossaus 181

Gurkemeie svinekjøtt og linser 182

Lammerør 183

Svinekjøtt med rødbeter 184

Lam og kål 185

Lam med mais og okra 186

Sennep estragon svinekjøtt 187

Svinekjøtt med spirer og kapers 188

Svinekjøtt med rosenkål 189

Blanding av svinekjøtt og varme grønne bønner 190

Lam med quinoa 191

Lam og Bok Choy Pan 192

Svinekjøtt med okra og oliven 193

Svinekjøtt og kapersbygg 194

Blanding av svinekjøtt og grønn løk 195

Muskat svinekjøtt og svarte bønner 196

Salat med laks og fersken 197

Laks og dillkapers 198

Laks og agurksalat 199

Tunfisk og kamskjell 200

Minty Cod Mix 201

Torsk og tomater 202

Paprika tunfisk 203

Oransje torsk 204

Basilikum laks 205

Torsk og hvit saus 206

Bland kveite og reddiker sammen 207

Blanding av mandellaks 208

Torsk og brokkoli 209

Ingefær havabborblanding 210

Laks og grønne bønner 211

Kylling og linser blandet

Forberedelsestid: 10 minutter
Koketid: 25 minutter
Porsjoner: 4

Råmateriale:
- 1 kopp hermetiske tomater, uten salt, hakket
- Svart pepper etter smak
- 1 ss chipotle-pasta
- 1 pund kyllingbryst, uten skinn, bein og i terninger
- 2 kopper hermetiske linser, usaltet, drenert og skylt
- ½ ss olivenolje
- 1 gul løk, hakket
- 2 ss koriander, hakket

Bruksanvisning:
1. Varm opp en panne med oljen over middels varme, tilsett løk og chipotle-pasta, rør og stek i 5 minutter.
2. Tilsett kyllingen, bland og brun i 5 minutter.
3. Tilsett resten av ingrediensene, bland, kok i 15 minutter, del i boller og server.

Ernæring: kalorier 369, fett 17,6, fiber 9, karbohydrater 44,8, protein 23,5

Kylling og blomkål

Forberedelsestid: 5 minutter
Koketid: 25 minutter
Porsjoner: 4

Råmateriale:
- 1 pund kyllingbryst, uten skinn, bein og i terninger
- 2 kopper blomkålbuketter
- 1 ss olivenolje
- 1 rødløk, hakket
- 1 ss balsamicoeddik
- ½ kopp rød paprika, hakket
- En klype sort pepper
- 2 fedd hvitløk, hakket
- ½ kopp lavnatrium kyllingkraft
- 1 kopp hermetiske tomater, uten salt, hakket

Bruksanvisning:
1. Varm en panne med oljen på middels høy varme, tilsett løk, hvitløk og kjøtt og brun i 5 minutter.
2. Tilsett resten av ingrediensene, bland og kok på middels varme i 20 minutter.
3. Fordel alt i boller og server til lunsj.

Ernæring: kalorier 366, fett 12, fiber 5,6, karbohydrater 44,3, protein 23,7

Basilikum tomatsuppe og gulrotsuppe

Forberedelsestid: 10 minutter
Koketid: 20 minutter
Porsjoner: 4

Råmateriale:
- 3 fedd hvitløk, hakket
- 1 gul løk, hakket
- 3 gulrøtter, hakket
- 1 ss olivenolje
- 20 gram ristede tomater, uten salt
- 2 kopper grønnsakskraft med lite natrium
- 1 ss basilikum, tørket
- 1 kopp kokoskrem
- En klype sort pepper

Bruksanvisning:
1. Varm opp en panne med olje på middels varme, tilsett løk og hvitløk og stek i 5 minutter.
2. Tilsett resten av ingrediensene, rør, kok opp, kok i 15 minutter, bland suppen med mikser, del i boller og server til lunsj.

Ernæring: kalorier 244, fett 17,8, fiber 4,7, karbohydrater 18,6, protein 3,8

Svinekjøtt med søtpoteter

Forberedelsestid: 10 minutter
Koketid: 30 minutter
Porsjoner: 4

Råmateriale:
- 4 pinnekjøtt, uten ben
- 1 pund søtpoteter, skrelt og kuttet i terninger
- 1 ss olivenolje
- 1 kopp grønnsakskraft, lite natrium
- En klype sort pepper
- 1 ts oregano, tørket
- 1 ts rosmarin, tørket
- 1 ts basilikum, tørket

Bruksanvisning:
1. Varm opp en panne med oljen på middels høy varme, tilsett pinnekjøttet og stek dem i 4 minutter på hver side.
2. Tilsett søtpotetene og resten av ingrediensene, dekk til og kok på middels varme i 20 minutter, rør av og til.
3. Fordel alt mellom tallerkener og server.

Ernæring: kalorier 424, fett 23,7, fiber 5,1, karbohydrater 32,3, protein 19,9

Ørret og gulrotsuppe

Forberedelsestid: 10 minutter
Koketid: 25 minutter
Porsjoner: 4

Råmateriale:
- 1 gul løk, hakket
- 12 kopper lavnatrium fiskekraft
- 1 pund gulrøtter, i skiver
- 1 pund ørretfilet, beinfri, skinnfri og i terninger
- 1 ss søt paprika
- 1 kopp tomater, i terninger
- 1 ss olivenolje
- Svart pepper etter smak

Bruksanvisning:
1. Varm en kjele med oljen på middels høy varme, tilsett løken, rør og stek i 5 minutter.
2. Tilsett fisken, gulrøttene og resten av ingrediensene, kok opp og stek på middels varme i 20 minutter.
3. Hell suppen i boller og server.

Ernæring: kalorier 361, fett 13,4, fiber 4,6, karbohydrater 164, protein 44,1

Kalkun og fennikelstuing

Forberedelsestid: 10 minutter
Koketid: 45 minutter
Porsjoner: 4

Råmateriale:
- 1 kalkunbryst, uten skinn, bein og i terninger
- 2 fennikelløker, i skiver
- 1 ss olivenolje
- 2 laurbærblader
- 1 gul løk, hakket
- 1 kopp hermetiske tomater, uten salt
- 2 kjøttkraft med lite natrium
- 3 fedd hvitløk, hakket
- Svart pepper etter smak

Bruksanvisning:
1. Varm opp en panne med oljen på middels varme, tilsett løken og kjøttet og brun i 5 minutter.
2. Tilsett fennikel og resten av ingrediensene, kok opp og kok på middels varme i 40 minutter, rør av og til.
3. Fordel suppen i boller og server.

Ernæring: kalorier 371, fett 12,8, fiber 5,3, karbohydrater 16,7, protein 11,9

Aubergine suppe

Forberedelsestid: 10 minutter
Koketid: 30 minutter
Porsjoner: 4

Råmateriale:
- 2 store auberginer, i terninger
- 1 liter grønnsakskraft med lite natrium
- 2 ss tomatpuré uten salt
- 1 rødløk, hakket
- 1 ss olivenolje
- 1 ss koriander, hakket
- En klype sort pepper

Bruksanvisning:
1. Varm en kjele med oljen over middels varme, tilsett løken, rør og stek i 5 minutter.
2. Tilsett auberginene og andre ingredienser, kok opp på middels varme, kok i 25 minutter, del i boller og server.

Ernæring: kalorier 335, fett 14,4, fiber 5, karbohydrater 16,1, protein 8,4

Søtpotetkrem

Forberedelsestid: 10 minutter
Koketid: 25 minutter
Porsjoner: 4

Råmateriale:
- 4 kopper grønnsakskraft
- 2 ss avokadoolje
- 2 søtpoteter, skrelt og i terninger
- 2 gule løk, hakket
- 2 fedd hvitløk, hakket
- 1 kopp kokosmelk
- En klype sort pepper
- ½ ts basilikum, hakket

Bruksanvisning:
1. Varm en kjele med oljen over middels varme, tilsett løk og hvitløk, rør og stek i 5 minutter.
2. Tilsett søtpotetene og resten av ingrediensene, kok opp og kok på middels varme i 20 minutter.
3. Blend suppen med en blender, hell i boller og server til lunsj.

Ernæring: kalorier 303, fett 14,4, fiber 4, karbohydrater 9,8, protein 4,5

Kylling og soppsuppe

Forberedelsestid: 10 minutter
Koketid: 30 minutter
Porsjoner: 4

Råmateriale:
- 1 liter grønnsakskraft, lite natrium
- 1 ss ingefær, revet
- 1 gul løk, hakket
- 1 ss olivenolje
- 1 pund kyllingbryst, uten skinn, bein og i terninger
- ½ pund hvit sopp, i skiver
- 4 thai chili, hakket
- ¼ kopp limejuice
- ¼ kopp koriander, hakket
- En klype sort pepper

Bruksanvisning:
1. Varm en kjele med oljen over middels varme, tilsett løk, ingefær, chili og kjøtt, rør og brun i 5 minutter.
2. Tilsett soppen, rør og stek i ytterligere 5 minutter.
3. Tilsett resten av ingrediensene, kok opp og la det småkoke på middels varme i ytterligere 20 minutter.
4. Hell suppen i boller og server umiddelbart.

Ernæring: kalorier 226, fett 8,4, fiber 3,3, karbohydrater 13,6, protein 28,2

Lime Laksepanne

Forberedelsestid: 10 minutter
Koketid: 20 minutter
Porsjoner: 4

Råmateriale:
- 4 laksefileter, uten ben
- 3 fedd hvitløk, hakket
- 1 gul løk, hakket
- Svart pepper etter smak
- 2 ss olivenolje
- Saft av 1 lime
- 1 ss limeskall, revet
- 1 ss timian, hakket

Bruksanvisning:
1. Varm opp en panne med oljen på middels høy varme, tilsett løk og hvitløk, rør og stek i 5 minutter.
2. Tilsett fisken og stek i 3 minutter på hver side.
3. Tilsett resten av ingrediensene, kok alt i ytterligere 10 minutter, del mellom tallerkener og server til lunsj.

Ernæring: kalorier 315, fett 18,1, fiber 1,1, karbohydrater 4,9, protein 35,1

Potetsalat

Forberedelsestid: 10 minutter
Koketid: 20 minutter
Porsjoner: 4

Råmateriale:
- 2 tomater, hakket
- 2 avokadoer, skrelt og hakket
- 2 kopper babyspinat
- 2 løk, hakket
- 1 pund gyldne poteter, kokt, skrelt og kuttet i skiver
- 1 ss olivenolje
- 1 ss sitronsaft
- 1 gul løk, hakket
- 2 fedd hvitløk, hakket
- Svart pepper etter smak
- 1 haug koriander, hakket

Bruksanvisning:
1. Varm en panne med oljen over middels høy varme, tilsett løk, løk og hvitløk, rør og stek i 5 minutter.
2. Tilsett potetene, rør forsiktig og kok i ytterligere 5 minutter.
3. Tilsett resten av ingrediensene, bland, kok på middels varme i ytterligere 10 minutter, del i boller og server til lunsj.

Ernæring: kalorier 342, fett 23,4, fiber 11,7, karbohydrater 33,5, protein 5

Biff og tomatpasta

Forberedelsestid: 10 minutter
Koketid: 20 minutter
Porsjoner: 4

Råmateriale:
- 1 pund biff, malt
- 1 rødløk, hakket
- 1 ss olivenolje
- 1 kopp cherrytomater, halvert
- ½ rød paprika, hakket
- Svart pepper etter smak
- 1 ss gressløk, hakket
- 1 ss rosmarin, hakket
- 3 ss lavnatriumbiffkraft

Bruksanvisning:
1. Varm opp en panne med oljen på middels varme, tilsett løk og pepper, rør og stek i 5 minutter.
2. Tilsett kjøttet, rør og brun i ytterligere 5 minutter.
3. Tilsett resten av ingrediensene, bland, kok i 10 minutter, del i boller og server til lunsj.

Ernæring: kalorier 320, fett 11,3, fiber 4,4, karbohydrater 18,4, protein 9

Reker og avokado salat

Forberedelsestid: 5 minutter
Koketid: 0 minutter
Porsjoner: 4

Råmateriale:
- 1 appelsin, skrelt og kuttet i biter
- 1 pund reker, kokt, skrellet og deveined
- 2 kopper baby ruccola
- 1 avokado, kuttet, skrellet og i terninger
- 2 ss olivenolje
- 2 ss balsamicoeddik
- Saft av ½ appelsin
- Salt og sort pepper

Bruksanvisning:
1. Bland rekene med appelsinene og de øvrige ingrediensene i en salatbolle, bland sammen og server til lunsj.

Ernæring: kalorier 300, fett 5,2, fiber 2, karbohydrater 11,4, protein 6,7

Krem av brokkoli

Forberedelsestid: 10 minutter
Koketid: 40 minutter
Porsjoner: 4

Råmateriale:
- 2 pund brokkoli
- 1 gul løk, hakket
- 1 ss olivenolje
- Svart pepper etter smak
- 2 fedd hvitløk, hakket
- 3 kopper lavnatriumbiffkraft
- 1 kopp kokosmelk
- 2 ss koriander, hakket

Bruksanvisning:
1. Varm en kjele med oljen over middels varme, tilsett løk og hvitløk, rør og stek i 5 minutter.
2. Tilsett brokkoli og resten av ingrediensene unntatt kokosmelken, kok opp og la det småkoke på middels varme i ytterligere 35 minutter.
3. Blend suppen med en blender, tilsett kokosmelken, pulser igjen, del i boller og server.

Ernæring: kalorier 330, fett 11,2, fiber 9,1, karbohydrater 16,4, protein 9,7

Kålsuppe

Forberedelsestid: 10 minutter
Koketid: 40 minutter
Porsjoner: 4

Råmateriale:
- 1 stort grønnkålhode, grovt strimlet
- 1 gul løk, hakket
- 1 ss olivenolje
- Svart pepper etter smak
- 1 purre, hakket
- 2 kopper hermetiske tomater, lite natrium
- 4 kopper kyllingkraft, lite natrium
- 1 ss koriander, hakket

Bruksanvisning:
1. Varm opp en kjele med oljen på middels varme, tilsett løk og purre, rør rundt og la det småkoke i 5 minutter.
2. Tilsett kålen og resten av ingrediensene unntatt koriander, kok opp og la det småkoke på middels varme i 35 minutter.
3. Hell suppen i boller, strø over koriander og server.

Ernæring: kalorier 340, fett 11,7, fiber 6, karbohydrater 25,8, protein 11,8

Selleri og blomkålsuppe

Forberedelsestid: 10 minutter
Koketid: 40 minutter
Porsjoner: 4

Råmateriale:
- 2 pund blomkålbuketter
- 1 rødløk, hakket
- 1 ss olivenolje
- 1 kopp tomatpuré
- Svart pepper etter smak
- 1 kopp selleri, hakket
- 6 kopper lavnatrium kyllingkraft
- 1 ss dill, hakket

Bruksanvisning:
4. Varm en kjele med oljen over middels høy varme, tilsett løk og selleri, rør og stek i 5 minutter.
5. Tilsett blomkål og resten av ingrediensene, kok opp og kok på middels varme i ytterligere 35 minutter.
6. Fordel suppen i boller og server.

Ernæring: kalorier 135, fett 4, fiber 8, karbohydrater 21,4, protein 7,7

Svinekjøtt og purre suppe

Forberedelsestid: 10 minutter
Koketid: 40 minutter
Porsjoner: 4

Råmateriale:
- 1 pund svinekjøtt, i terninger
- Svart pepper etter smak
- 5 purre, hakket
- 1 gul løk, hakket
- 2 ss olivenolje
- 1 ss persille, hakket
- 6 kopper lavnatriumbiffkraft

Bruksanvisning:
4. Varm en kjele med oljen over middels høy varme, tilsett løk og purre, rør og stek i 5 minutter.
5. Tilsett kjøttet, rør og brun i ytterligere 5 minutter.
6. Tilsett resten av ingrediensene, kok opp og la det småkoke på middels varme i 30 minutter.
7. Hell suppen i boller og server.

Ernæring: kalorier 395, fett 18,3, fiber 2,6, karbohydrater 18,4, protein 38,2

Minty reker og brokkoli salat

Forberedelsestid: 5 minutter
Koketid: 20 minutter
Porsjoner: 4

Råmateriale:
- 1/3 kopp grønnsakskraft med lite natrium
- 2 ss olivenolje
- 2 kopper brokkoli
- 1 pund reker, skrellet og deveined
- Svart pepper etter smak
- 1 gul løk, hakket
- 4 cherrytomater, halvert
- 2 fedd hvitløk, hakket
- Saft av ½ sitron
- ½ kopp kalamata-oliven, skrelles grovt og kuttes i to
- 1 ss mynte, hakket

Bruksanvisning:
1. Varm en panne med oljen på middels høy varme, tilsett løk og hvitløk, rør og stek i 3 minutter.
2. Tilsett rekene, bland og stek i ytterligere 2 minutter.
3. Tilsett brokkolien og de andre ingrediensene, bland, kok alt i 10 minutter, del i boller og server til lunsj.

Ernæring: kalorier 270, fett 11,3, fiber 4,1, karbohydrater 14,3, protein 28,9

Reker og torskesuppe

Forberedelsestid: 10 minutter
Koketid: 20 minutter
Porsjoner: 4

Råmateriale:
- 1 liter lavnatrium kyllingkraft
- ½ pund reker, skrellet og deveired
- ½ pund torskefilet, benfri, skinnfri og i terninger
- 2 ss olivenolje
- 2 ts chilipulver
- 1 ts søt paprika
- 2 sjalottløk, hakket
- En klype sort pepper
- 1 ss dill, hakket

Bruksanvisning:
1. Varm en kjele med oljen over middels varme, tilsett sjalottløk, rør og stek i 5 minutter.
2. Tilsett rekene og torsken og stek videre i 5 minutter.
3. Tilsett resten av ingrediensene, kok opp og kok på middels varme i 10 minutter.
4. Fordel suppen i boller og server.

Ernæring: kalorier 189, fett 8,8, fiber 0,8, karbohydrater 3,2, protein 24,6

Reker og grønn løk Blandet

Forberedelsestid: 10 minutter
Koketid: 10 minutter
Porsjoner: 4

Råmateriale:

- 2 pund reker, skrellet og deveined
- 1 kopp cherrytomater, halvert
- 1 ss olivenolje
- 4 grønne løk, hakket
- 1 ss balsamicoeddik
- 1 ss gressløk, hakket

Bruksanvisning:

1. Varm opp en panne med oljen på middels varme, tilsett løk og cherrytomater, rør og stek i 4 minutter.
2. Tilsett rekene og andre ingredienser, kok videre i 6 minutter, del mellom tallerkener og server.

Ernæring: kalorier 313, fett 7,5, fiber 1, karbohydrater 6,4, protein 52,4

Spinatgryte

Forberedelsestid: 10 minutter
Koketid: 15 minutter
Porsjoner: 4

Råmateriale:
- 1 ss olivenolje
- 1 ts ingefær, revet
- 2 fedd hvitløk, hakket
- 1 gul løk, hakket
- 2 tomater, hakket
- 1 kopp hermetiske tomater, uten salt
- 1 ts spisskummen, malt
- En klype sort pepper
- 1 kopp grønnsakskraft med lite natrium
- 2 pund spinatblader

Bruksanvisning:
1. Varm en kjele med oljen over middels varme, tilsett ingefær, hvitløk og løk, rør og stek i 5 minutter.
2. Tilsett tomater, hermetiske tomater og resten av ingrediensene, rør forsiktig, kok opp og kok i ytterligere 10 minutter.
3. Fordel suppen i boller og server.

Ernæring: kalorier 123, fett 4,8, fiber 7,3, karbohydrater 17, protein 8,2

Karri blomkålblanding

Forberedelsestid: 10 minutter
Koketid: 25 minutter
Porsjoner: 4

Råmateriale:
- 1 rødløk, hakket
- 1 ss olivenolje
- 2 fedd hvitløk, hakket
- 1 rød paprika, hakket
- 1 grønn paprika, hakket
- 1 ss limejuice
- 1 pund blomkålbuketter
- 14 gram hermetiske tomater, hakket
- 2 ts karripulver
- En klype sort pepper
- 2 kopper kokoskrem
- 1 ss koriander, hakket

Bruksanvisning:
1. Varm en kjele med oljen over middels varme, tilsett løk og hvitløk, rør og la det småkoke i 5 minutter.
2. Tilsett paprikaen og de andre ingrediensene, kok opp og kok på middels varme i 20 minutter.
3. Fordel alt i boller og server.

Ernæring: kalorier 270, fett 7,7, fiber 5,4, karbohydrater 12,9, protein 7

Gulrøtter og zucchini

Forberedelsestid: 10 minutter
Koketid: 30 minutter
Porsjoner: 4

Råmateriale:
- 1 gul løk, hakket
- 2 ss olivenolje
- 2 fedd hvitløk, hakket
- 4 zucchini, kuttet i skiver
- 2 gulrøtter, i skiver
- 1 ts søt paprika
- ¼ ts chilipulver
- En klype sort pepper
- ½ kopp tomater, hakket
- 2 kopper grønnsakskraft med lite natrium
- 1 ss gressløk, hakket
- 1 ss rosmarin, hakket

Bruksanvisning:
1. Varm en kjele med oljen over middels varme, tilsett løk og hvitløk, rør og stek i 5 minutter.
2. Tilsett zucchini, gulrøtter og andre ingredienser, kok opp og kok i ytterligere 25 minutter.
3. Fordel suppen i boller og server umiddelbart til lunsj.

Ernæring: kalorier 272, fett 4,6, fiber 4,7, karbohydrater 14,9, protein 9

Stuing av kål og grønne bønner

Forberedelsestid: 10 minutter
Koketid: 25 minutter
Porsjoner: 4

Råmateriale:
- 2 ss olivenolje
- 1 rødkålhode, strimlet
- 1 rødløk, hakket
- 1 pund grønne bønner, trimmet og halvert
- 2 fedd hvitløk, hakket
- 7 gram hermetiske tomater, hakket uten salt
- 2 kopper grønnsakskraft med lite natrium
- En klype sort pepper
- 1 ss dill, hakket

Bruksanvisning:
1. Varm en kjele med oljen over middels varme, tilsett løk og hvitløk, rør og stek i 5 minutter.
2. Tilsett kålen og andre ingredienser, rør, dekk til og la det småkoke på middels varme i 20 minutter.
3. Del opp i boller og server til lunsj.

Ernæring: kalorier 281, fett 8,5, fiber 7,1, karbohydrater 14,9, protein 6,7

Chilisoppsuppe

Forberedelsestid: 5 minutter
Koketid: 30 minutter
Porsjoner: 4

Råmateriale:
- 1 gul løk, hakket
- 1 ss olivenolje
- 1 rød chilipepper, hakket
- 1 ts chilipulver
- ½ ts varm paprika
- 4 fedd hvitløk, hakket
- 1 pund hvit sopp, i skiver
- 6 kopper grønnsakskraft med lite natrium
- 1 kopp tomater, hakket
- ½ ss persille, hakket

Bruksanvisning:
1. Varm en kjele med oljen over middels varme, tilsett løk, chilipepper, pepper, chilipulver og hvitløk, rør og stek i 5 minutter.
2. Tilsett soppen, rør og stek i ytterligere 5 minutter.
3. Tilsett resten av ingrediensene, kok opp og la det småkoke på middels varme i 20 minutter.
4. Fordel suppen i boller og server.

Ernæring: kalorier 290, fett 6,6, fiber 4,6, karbohydrater 16,9, protein 10

Chili svinekjøtt

Forberedelsestid: 10 minutter
Koketid: 30 minutter
Porsjoner: 4

Råmateriale:
- 2 pund svinekjøtt, i terninger
- 2 ss chilipasta
- 1 gul løk, hakket
- 2 fedd hvitløk, hakket
- 1 ss olivenolje
- 2 kopper lavnatriumbiffkraft
- 1 ss oregano, hakket

Bruksanvisning:
1. Varm en kjele med oljen over middels høy varme, tilsett løk og hvitløk, rør og stek i 5 minutter.
2. Tilsett kjøttet og brun det i ytterligere 5 minutter.
3. Tilsett resten av ingrediensene, kok opp og la det småkoke på middels varme i ytterligere 20 minutter.
4. Fordel blandingen i boller og server.

Ernæring: kalorier 363, fett 8,6, fiber 7, karbohydrater 17,3, protein 18,4

Paprikasopp og laksesalat

Forberedelsestid: 10 minutter
Koketid: 20 minutter
Porsjoner: 4

Råmateriale:
- 10 gram røkt laks, lavt natriuminnhold, benfri, skinnfri og i terninger
- 2 grønne løk, hakket
- 2 røde chilipepper, hakket
- 1 ss olivenolje
- ½ ts oregano, tørket
- ½ ts røkt paprika
- En klype sort pepper
- 8 gram hvit sopp, i skiver
- 1 ss sitronsaft
- 1 kopp sorte oliven, uthulet og halvert
- 1 ss persille, hakket

Bruksanvisning:
1. Varm en panne med oljen over middels varme, tilsett løk og chilipepper, rør og stek i 4 minutter.
2. Tilsett soppen, rør og stek i 5 minutter.
3. Tilsett laksen og de andre ingrediensene, bland, kok i ytterligere 10 minutter, del i boller og server til lunsj.

Ernæring: kalorier 321, fett 8,5, fiber 8, karbohydrater 22,2, protein 13,5

Kikerter og poteter medley

Forberedelsestid: 10 minutter
Koketid: 30 minutter
Porsjoner: 4

Råmateriale:
- 2 ss olivenolje
- 1 kopp hermetiske kikerter, uten salt, drenert og skylt
- 1 pund søtpoteter, skrelt og kuttet i terninger
- 4 fedd hvitløk, hakket
- 2 sjalottløk, hakket
- 1 kopp hermetiske tomater, uten salt og hakket
- 1 ts koriander, malt
- 2 tomater, hakket
- 1 kopp grønnsakskraft med lite natrium
- En klype sort pepper
- 1 ss sitronsaft
- 1 ss koriander, hakket

Bruksanvisning:
1. Varm en kjele med oljen på middels varme, tilsett sjalottløk og hvitløk, rør og stek i 5 minutter.
2. Tilsett kikerter, poteter og andre ingredienser, kok opp og la det småkoke på middels varme i 25 minutter.
3. Fordel alt i boller og server til lunsj.

Ernæring: kalorier 341, fett 11,7, fiber 6, karbohydrater 14,9, protein 18,7

Kardemomme kyllingblanding

Forberedelsestid: 10 minutter
Koketid: 30 minutter
Porsjoner: 4

Råmateriale:
- 1 ss olivenolje
- 1 pund kyllingbryst, uten skinn, bein og i terninger
- 1 sjalottløk, hakket
- 1 ss ingefær, revet
- 2 fedd hvitløk, hakket
- 1 ts kardemomme, malt
- ½ ts gurkemeiepulver
- 1 ts limejuice
- 1 kopp lavnatrium kyllingkraft
- 1 ss koriander, hakket

Bruksanvisning:
1. Varm en kjele med oljen over middels høy varme, tilsett sjalottløk, ingefær, hvitløk, kardemomme og gurkemeie, rør og stek i 5 minutter.
2. Tilsett kjøttet og brun det i 5 minutter.
3. Tilsett resten av ingrediensene, kok opp og kok i 20 minutter.
4. Fordel blandingen i boller og server.

Ernæring: kalorier 175, fett 6,5, fiber 0,5, karbohydrater 3,3, protein 24,7

Linser Chili

Forberedelsestid: 10 minutter
Koketid: 35 minutter
Porsjoner: 6

Råmateriale:
- 1 grønn paprika, hakket
- 1 ss olivenolje
- 2 vårløk, hakket
- 2 fedd hvitløk, hakket
- 24 gram hermetiske linser, uten salt, drenert og skylt
- 2 kopper grønnsakskraft
- 2 ss chilipulver, mild
- ½ ts chipotlepulver
- 30 gram hermetiske tomater, usaltet, hakket
- En klype sort pepper

Bruksanvisning:
1. Varm en kjele med olje på middels varme, tilsett løk og hvitløk, rør og stek i 5 minutter.
2. Tilsett paprika, linser og resten av ingrediensene, kok opp og la det småkoke på middels varme i 30 minutter.
3. Del chilien i boller og server til lunsj.

Ernæring: kalorier 466, fett 5, fiber 37,6, karbohydrater 77,9, protein 31,2

Dash Diet Side Oppskrifter

Rosemary endives

Forberedelsestid: 10 minutter
Koketid: 20 minutter
Porsjoner: 4

Råmateriale:
- 2 andis, halvert på langs
- 2 ss olivenolje
- 1 ts rosmarin, tørket
- ½ ts gurkemeiepulver
- En klype sort pepper

Bruksanvisning:
1. I en stekepanne, kombiner endivien med oljen og andre ingredienser, rør forsiktig, sett i ovnen og stek ved 400 grader F i 20 minutter.
2. Fordel mellom tallerkener og server som tilbehør.

Ernæring: kalorier 66, fett 7,1, fiber 1, karbohydrater 1,2, protein 0,3

Lemony endivie

Forberedelsestid: 10 minutter
Koketid: 20 minutter
Porsjoner: 4

Råmateriale:
- 4 andis, halvert på langs
- 1 ss sitronsaft
- 1 ss sitronskall, revet
- 2 ss fettfri parmesan, revet
- 2 ss olivenolje
- En klype sort pepper

Bruksanvisning:
1. I en ildfast form blander du endivien med sitronsaften og de andre ingrediensene unntatt parmesanen og blander.
2. Dryss parmesan på toppen, stek endivien ved 400 grader F i 20 minutter, del mellom platene og server som en siderett.

Ernæring: kalorier 71, fett 7,1, fiber 0,9, karbohydrater 2,3, protein 0,9

Pesto asparges

Forberedelsestid: 10 minutter
Koketid: 20 minutter
Porsjoner: 4

Råmateriale:
- 1 pund asparges, trimmet
- 2 ss basilikumpesto
- 1 ss sitronsaft
- En klype sort pepper
- 3 ss olivenolje
- 2 ss koriander, hakket

Bruksanvisning:
1. Plasser aspargesen på en bakeplate, tilsett pestoen og andre ingredienser, bland, sett i ovnen og stek ved 400 grader F i 20 minutter.
2. Fordel mellom tallerkener og server som tilbehør.

Ernæring: kalorier 114, fett 10,7, fiber 2,4, karbohydrater 4,6, protein 2,6

Paprika gulrøtter

Forberedelsestid: 10 minutter
Koketid: 30 minutter
Porsjoner: 4

Råmateriale:
- 1 pund babygulrøtter, trimmet
- 1 ss søt paprika
- 1 ts limejuice
- 3 ss olivenolje
- En klype sort pepper
- 1 ts sesamfrø

Bruksanvisning:
1. Ordne gulrøttene på en foret bakeplate, tilsett paprika og de andre ingrediensene unntatt sesamfrøene, bland, sett i ovnen og stek ved 400 grader F i 30 minutter.
2. Fordel gulrøttene mellom tallerkener, strø over sesamfrø og server som tilbehør.

Ernæring: kalorier 142, fett 11,3, fiber 4,1, karbohydrater 11,4, protein 1,2

Kremet potetgryte

Forberedelsestid: 10 minutter
Koketid: 1 time
Porsjoner: 8

Råmateriale:
- 1 pund gyldne poteter, skrelt og kuttet i terninger
- 2 ss olivenolje
- 1 rødløk, hakket
- 2 fedd hvitløk, hakket
- 2 kopper kokoskrem
- 1 ss timian, hakket
- ¼ teskje muskatnøtt, malt
- ½ kopp fettfattig parmesan, revet

Bruksanvisning:
1. Varm opp en panne med oljen på middels varme, tilsett løk og hvitløk og stek i 5 minutter.
2. Tilsett potetene og brun dem i ytterligere 5 minutter.
3. Tilsett fløten og resten av ingrediensene, rør forsiktig, kok opp og kok på middels varme i ytterligere 40 minutter.
4. Fordel blandingen mellom tallerkener og server som tilbehør.

Ernæring: kalorier 230, fett 19,1, fiber 3,3, karbohydrater 14,3, protein 3,6

Sesamkål

Forberedelsestid: 10 minutter
Koketid: 20 minutter
Porsjoner: 4

Råmateriale:
- 1 pund grønnkål, grovt strimlet
- 2 ss olivenolje
- En klype sort pepper
- 1 sjalottløk, hakket
- 2 fedd hvitløk, hakket
- 2 ss balsamicoeddik
- 2 ts varm paprika
- 1 ts sesamfrø

Bruksanvisning:
1. Varm opp en panne med oljen på middels varme, tilsett sjalottløk og hvitløk og stek i 5 minutter.
2. Tilsett kål og andre ingredienser, bland, kok på middels varme i 15 minutter, del mellom tallerkener og server.

Ernæring: kalorier 101, fett 7,6, fiber 3,4, karbohydrater 84, protein 1,9

Koriander brokkoli

Forberedelsestid: 10 minutter
Koketid: 30 minutter
Porsjoner: 4

Råmateriale:
- 2 ss olivenolje
- 1 pund brokkoli
- 2 fedd hvitløk, hakket
- 2 ss chilisaus
- 1 ss sitronsaft
- En klype sort pepper
- 2 ss koriander, hakket

Bruksanvisning:
1. Kombiner brokkolien med oljen, hvitløken og andre ingredienser i en stekepanne, rør litt, sett i ovnen og stek ved 400 grader F i 30 minutter.
2. Fordel blandingen mellom tallerkener og server som tilbehør.

Ernæring: kalorier 103, fett 7,4, fiber 3, karbohydrater 8,3, protein 3,4

Chili rosenkål

Forberedelsestid: 10 minutter
Koketid: 25 minutter
Porsjoner: 4

Råmateriale:
- 1 ss olivenolje
- 1 pund rosenkål, trimmet og halvert
- 2 fedd hvitløk, hakket
- ½ kopp fettfattig mozzarella, strimlet
- Små pepperflak, knust

Bruksanvisning:
1. Bland spirene med oljen og de andre ingrediensene unntatt osten i en ildfast form og bland sammen.
2. Dryss osten på toppen, sett i ovnen og stek ved 400 grader F i 25 minutter.
3. Fordel mellom tallerkener og server som tilbehør.

Ernæring: kalorier 91, fett 4,5, fiber 4,3, karbohydrater 10,9, protein 5

Rosenkål og grønn løk blandet sammen

Forberedelsestid: 10 minutter
Koketid: 25 minutter
Porsjoner: 4

Råmateriale:
- 2 ss olivenolje
- 1 pund rosenkål, trimmet og halvert
- 3 grønne løk, hakket
- 2 fedd hvitløk, hakket
- 1 ss balsamicoeddik
- 1 ss søt paprika
- En klype sort pepper

Bruksanvisning:
1. I en stekepanne, kombiner rosenkålen med oljen og andre ingredienser, bland og stek ved 400 grader F i 25 minutter.
2. Fordel blandingen mellom tallerkener og server.

Ernæring: kalorier 121, fett 7,6, fiber 5,2, karbohydrater 12,7, protein 4,4

Mos blomkål

Forberedelsestid: 10 minutter
Koketid: 25 minutter
Porsjoner: 4

Råmateriale:
- 2 pund blomkålbuketter
- ½ kopp kokosmelk
- En klype sort pepper
- ½ kopp rømme med lavt fettinnhold
- 1 ss koriander, hakket
- 1 ss gressløk, hakket

Bruksanvisning:
1. Ha blomkålen i en kjele, tilsett vann, kok opp på middels varme, kok i 25 minutter og hell av.
2. Mos blomkålen, tilsett melk, sort pepper og fløte, pisk godt, del mellom tallerkener, dryss over resten av ingrediensene og server.

Ernæring: kalorier 188, fett 13,4, fiber 6,4, karbohydrater 15, protein 6,1

Avokado salat

Forberedelsestid: 5 minutter
Koketid: 0 minutter
Porsjoner: 4

Råmateriale:
- 2 ss olivenolje
- 2 avokadoer, skrellet, uthulet og kuttet i terninger
- 1 kopp kalamata-oliven, uthulet og halvert
- 1 kopp tomater, i terninger
- 1 ss ingefær, revet
- En klype sort pepper
- 2 kopper baby ruccola
- 1 ss balsamicoeddik

Bruksanvisning:
1. Bland avokadoen med kalamataen og de andre ingrediensene i en bolle, bland og server som tilbehør.

Ernæring: kalorier 320, fett 30,4, fiber 8,7, karbohydrater 13,9, protein 3

Reddiksalat

Forberedelsestid: 5 minutter
Koketid: 0 minutter
Porsjoner: 4

Råmateriale:
- 2 grønne løk, i skiver
- 1 pund reddiker, i terninger
- 2 ss balsamicoeddik
- 2 ss olivenolje
- 1 ts chilipulver
- 1 kopp sorte oliven, uthulet og halvert
- En klype sort pepper

Bruksanvisning:
1. Bland reddikene med løken og de andre ingrediensene i en stor salatbolle, bland og server som tilbehør.

Ernæring: kalorier 123, fett 10,8, fiber 3,3, karbohydrater 7, protein 1,3

Salat med sitron-endive

Forberedelsestid: 5 minutter
Koketid: 0 minutter
Porsjoner: 4

Råmateriale:
- 2 andes, grovt revet
- 1 ss dill, hakket
- ¼ kopp sitronsaft
- ¼ kopp olivenolje
- 2 kopper babyspinat
- 2 tomater, i terninger
- 1 agurk, i skiver
- ½ kopp valnøtter, hakket

Bruksanvisning:
1. Kombiner endivien med spinat og andre ingredienser i en stor bolle, bland og server som tilbehør.

Ernæring: kalorier 238, fett 22,3, fiber 3,1, karbohydrater 8,4, protein 5,7

Oliven og maisblanding

Forberedelsestid: 5 minutter
Koketid: 0 minutter
Porsjoner: 4

Råmateriale:
- 2 ss olivenolje
- 1 ss balsamicoeddik
- En klype sort pepper
- 4 kopper mais
- 2 kopper sorte oliven, uthulet og halvert
- 1 rødløk, hakket
- ½ kopp cherrytomater, halvert
- 1 ss basilikum, hakket
- 1 ss jalapeño, hakket
- 2 kopper romansalat, strimlet

Bruksanvisning:
1. Bland maisen med oliven, salat og de andre ingrediensene i en stor bolle, bland godt, del mellom tallerkener og server som tilbehør.

Ernæring: kalorier 290, fett 16,1, fiber 7,4, karbohydrater 37,6, protein 6,2

Ruccola og pinjekjernersalat

Forberedelsestid: 5 minutter
Koketid: 0 minutter
Porsjoner: 4

Råmateriale:
- ¼ kopp granateplefrø
- 5 kopper baby ruccola
- 6 ss grønn løk, hakket
- 1 ss balsamicoeddik
- 2 ss olivenolje
- 3 ss pinjekjerner
- ½ sjalottløk, hakket

Bruksanvisning:
1. I en salatskål blander du ruccola med granateple og andre ingredienser, blander og serverer.

Ernæring: kalorier 120, fett 11,6, fiber 0,9, karbohydrater 4,2, protein 1,8

Mandler og spinat

Forberedelsestid: 10 minutter
Koketid: 0 minutter
Porsjoner: 4

Råmateriale:
- 2 ss olivenolje
- 2 avokadoer, skrellet, uthulet og kuttet i terninger
- 3 kopper babyspinat
- ¼ kopp mandler, ristet og hakket
- 1 ss sitronsaft
- 1 ss koriander, hakket

Bruksanvisning:
1. Bland avokado med mandler, spinat og de andre ingrediensene i en bolle, bland sammen og server som tilbehør.

Ernæring: kalorier 181, fett 4, fiber 4,8, karbohydrater 11,4, protein 6

Grønne bønner og maissalat

Forberedelsestid: 4 minutter
Koketid: 0 minutter
Porsjoner: 4

Råmateriale:
- Saft av 1 lime
- 2 kopper romansalat, strimlet
- 1 kopp mais
- ½ pund grønne bønner, blanchert og halvert
- 1 agurk, hakket
- 1/3 kopp gressløk, hakket

Bruksanvisning:
1. I en bolle blander du de grønne bønnene med maisen og de andre ingrediensene, blander og serverer.

Ernæring: kalorier 225, fett 12, fiber 2,4, karbohydrater 11,2, protein 3,5

Endivie og grønnkålsalat

Forberedelsestid: 4 minutter
Koketid: 0 minutter
Porsjoner: 4

Råmateriale:
- 3 ss olivenolje
- 2 andes, trimmet og revet
- 2 ss limejuice
- 1 ss limeskall, revet
- 1 rødløk, i skiver
- 1 ss balsamicoeddik
- 1 pund grønnkål, strimlet
- En klype sort pepper

Bruksanvisning:
1. Bland endivien med grønnkålen og de andre ingrediensene i en bolle, bland godt og server kaldt som en sidesalat.

Ernæring: kalorier 270, fett 11,4, fiber 5, karbohydrater 14,3, protein 5,7

Edamame salat

Forberedelsestid: 5 minutter
Koketid: 6 minutter
Porsjoner: 4

Råmateriale:
- 2 ss olivenolje
- 2 ss balsamicoeddik
- 2 fedd hvitløk, hakket
- 3 kopper edamame, skrelt
- 1 ss gressløk, hakket
- 2 sjalottløk, hakket

Bruksanvisning:
1. Varm opp en panne med oljen på middels varme, tilsett edamame, hvitløk og de andre ingrediensene, bland, stek i 6 minutter, fordel mellom tallerkener og server.

Ernæring: kalorier 270, fett 8,4, fiber 5,3, karbohydrater 11,4, protein 6

Drue og avokado salat

Forberedelsestid: 5 minutter
Koketid: 0 minutter
Porsjoner: 4

Råmateriale:
- 2 kopper babyspinat
- 2 avokadoer, skrelt, grovt kuttet
- 1 agurk, i skiver
- 1 og ½ kopper grønne druer, halvert
- 2 ss avokadoolje
- 1 ss eplecidereddik
- 2 ss persille, hakket
- En klype sort pepper

Bruksanvisning:
1. I en salatbolle blander du babyspinaten med avokadoen og de andre ingrediensene, blander og serverer.

Ernæring: kalorier 277, fett 11,4, fiber 5, karbohydrater 14,6, protein 4

Oregano aubergineblanding

Forberedelsestid: 10 minutter
Koketid: 20 minutter
Porsjoner: 4

Råmateriale:
- 2 store auberginer, i terninger
- 1 ss oregano, hakket
- ½ kopp fettfattig parmesan, revet
- ¼ teskje hvitløkspulver
- 2 ss olivenolje
- En klype sort pepper

Bruksanvisning:
1. Bland auberginene med oregano og de andre ingrediensene unntatt osten i en panne og bland sammen.
2. Dryss over parmesan, sett i ovnen og stek ved 370 grader F i 20 minutter.
3. Fordel mellom tallerkener og server som tilbehør.

Ernæring: kalorier 248, fett 8,4, fiber 4, karbohydrater 14,3, protein 5,4

Blandede bakte tomater

Forberedelsestid: 10 minutter
Koketid: 20 minutter
Porsjoner: 4

Råmateriale:
- 2 pund tomater, halvert
- 1 ss basilikum, hakket
- 3 ss olivenolje
- Skal av 1 sitron, revet
- 3 fedd hvitløk, hakket
- ¼ kopp fettfattig parmesan, revet
- En klype sort pepper

Bruksanvisning:
1. Bland tomatene med basilikum og de andre ingrediensene unntatt osten i en panne og bland sammen.
2. Dryss parmesan på toppen, sett i ovnen ved 375 grader F i 20 minutter, del mellom tallerkener og server som tilbehør.

Ernæring: kalorier 224, fett 12, fiber 4,3, karbohydrater 10,8, protein 5,1

Timian sopp

Forberedelsestid: 10 minutter
Koketid: 30 minutter
Porsjoner: 4

Råmateriale:
- 2 pund hvit sopp, halvert
- 4 fedd hvitløk, hakket
- 2 ss olivenolje
- 1 ss timian, hakket
- 2 ss persille, hakket
- Svart pepper etter smak

Bruksanvisning:
1. I en stekepanne, kombiner soppen med hvitløk og andre ingredienser, bland, plasser i ovnen og stek ved 400 grader F i 30 minutter.
2. Fordel mellom tallerkener og server som tilbehør.

Ernæring: kalorier 251, fett 9,3, fiber 4, karbohydrater 13,2, protein 6

Spinat- og maisfritter

Forberedelsestid: 10 minutter
Koketid: 15 minutter
Porsjoner: 4

Råmateriale:
- 1 kopp mais
- 1 pund spinatblader
- 1 ts søt paprika
- 1 ss olivenolje
- 1 gul løk, hakket
- ½ kopp basilikum, strimlet
- En klype sort pepper
- ½ ts rød pepperflak

Bruksanvisning:
1. Varm en panne med oljen over middels høy varme, tilsett løken, rør og stek i 5 minutter.
2. Tilsett mais, spinat og andre ingredienser, bland, kok på middels varme i ytterligere 10 minutter, del mellom tallerkener og server.

Ernæring: kalorier 201, fett 13,1, fiber 2,5, karbohydrater 14,4, protein 3,7

Mais- og rødløkstuing

Forberedelsestid: 10 minutter
Koketid: 15 minutter
Porsjoner: 4

Råmateriale:
- 4 kopper mais
- 1 ss avokadoolje
- 2 sjalottløk, hakket
- 1 ts chilipulver
- 2 ss tomatpuré, uten salt
- 3 løk, hakket
- En klype sort pepper

Bruksanvisning:
1. Varm en panne med oljen på middels høy varme, tilsett løk og chilipulver, rør og stek i 5 minutter.
2. Tilsett mais og andre ingredienser, bland, kok i ytterligere 10 minutter, del mellom tallerkener og server som tilbehør.

Ernæring: kalorier 259, fett 11,1, fiber 2,6, karbohydrater 13,2, protein 3,5

Spinat og mango salat

Forberedelsestid: 10 minutter
Koketid: 0 minutter
Porsjoner: 4

Råmateriale:
- 1 kopp mango, skrelt og i terninger
- 4 kopper babyspinat
- 1 ss olivenolje
- 2 vårløk, hakket
- 1 ss sitronsaft
- 1 ss kapers, avrent, uten salt
- 1/3 kopp mandler, hakket

Bruksanvisning:
1. Bland spinaten med mangoen i en bolle og de øvrige ingrediensene, bland og server.

Ernæring: kalorier 200, fett 7,4, fiber 3, karbohydrater 4,7, protein 4,4

Sennepspoteter

Forberedelsestid: 5 minutter
Koketid: 1 time
Porsjoner: 4

Råmateriale:
- 1 pund gyldne poteter, skrelt og kuttet i terninger
- 2 ss olivenolje
- En klype sort pepper
- 2 ss rosmarin, hakket
- 1 ss dijonsennep
- 2 fedd hvitløk, hakket

Bruksanvisning:
1. I en bakepanne, kombiner potetene med oljen og andre ingredienser, bland, sett i ovnen ved 400 grader F og stek i ca 1 time.
2. Fordel mellom tallerkener og server som tilbehør umiddelbart.

Ernæring: kalorier 237, fett 11,5, fiber 6,4, karbohydrater 14,2, protein 9

Kokosnøtt rosenkål

Forberedelsestid: 5 minutter
Koketid: 30 minutter
Porsjoner: 4

Råmateriale:
- 1 pund rosenkål, trimmet og halvert
- 1 kopp kokoskrem
- 1 ss olivenolje
- 2 sjalottløk, hakket
- En klype sort pepper
- ½ kopp cashewnøtter, hakket

Bruksanvisning:
1. I en stekepanne, kombiner spirene med kremen og resten av ingrediensene, bland og stek i ovnen i 30 minutter ved 350 grader F.
2. Fordel mellom tallerkener og server som tilbehør.

Ernæring: kalorier 270, fett 6,5, fiber 5,3, karbohydrater 15,9, protein 3,4

Salvie gulrøtter

Forberedelsestid: 10 minutter
Koketid: 30 minutter
Porsjoner: 4

Råmateriale:
- 2 ss olivenolje
- 2 ts søt paprika
- 1 pund gulrøtter, skrelt og i terninger
- 1 rødløk, hakket
- 1 ss salvie, hakket
- En klype sort pepper

Bruksanvisning:
1. I en stekepanne, kombiner gulrøttene med oljen og andre ingredienser, bland og stek ved 380 grader F i 30 minutter.
2. Fordel mellom tallerkener og server.

Ernæring: kalorier 200, fett 8,7, fiber 2,5, karbohydrater 7,9, protein 4

Hvitløkssopp og mais

Forberedelsestid: 10 minutter
Koketid: 20 minutter
Porsjoner: 4

Råmateriale:
- 1 pund hvit sopp, halvert
- 2 kopper mais
- 2 ss olivenolje
- 4 fedd hvitløk, hakket
- 1 kopp hermetiske tomater, uten salt, hakket
- En klype sort pepper
- ½ ts chilipulver

Bruksanvisning:
1. Varm opp en panne med oljen på middels varme, tilsett sopp, hvitløk og mais, rør og stek i 10 minutter.
2. Tilsett resten av ingrediensene, bland, kok på middels varme i ytterligere 10 minutter, del mellom tallerkener og server.

Ernæring: kalorier 285, fett 13, fiber 2,2, karbohydrater 14,6, protein 6,7.

Pesto grønne bønner

Forberedelsestid: 10 minutter
Koketid: 15 minutter
Porsjoner: 4

Råmateriale:
- 2 ss basilikumpesto
- 2 ts søt paprika
- 1 pund grønne bønner, trimmet og halvert
- Saft av 1 sitron
- 2 ss olivenolje
- 1 rødløk, i skiver
- En klype sort pepper

Bruksanvisning:
1. Varm en panne med oljen over middels høy varme, tilsett løken, rør og stek i 5 minutter.
2. Tilsett bønnene og resten av ingrediensene, bland, kok på middels varme i 10 minutter, del mellom tallerkener og server.

Ernæring: kalorier 280, fett 10, fiber 7,6, karbohydrater 13,9, protein 4,7

Estragon tomater

Forberedelsestid: 5 minutter
Koketid: 0 minutter
Porsjoner: 4

Råmateriale:
- 1 og ½ ss olivenolje
- 1 pund tomater, i terninger
- 1 ss limejuice
- 1 ss limeskall, revet
- 2 ss estragon, hakket
- En klype sort pepper

Bruksanvisning:
1. Bland tomatene med de andre ingrediensene i en bolle, bland og server som en sidesalat.

Ernæring:kalorier 170, fett 4, fiber 2,1, karbohydrater 11,8, protein 6

Mandelbeter

Forberedelsestid: 10 minutter
Koketid: 30 minutter
Porsjoner: 4

Råmateriale:
- 4 rødbeter, skrelles og kuttes i terninger
- 3 ss olivenolje
- 2 ss mandler, hakket
- 2 ss balsamicoeddik
- En klype sort pepper
- 2 ss persille, hakket

Bruksanvisning:
1. I en bakepanne, kombiner rødbetene med oljen og andre ingredienser, bland, sett i ovnen og stek ved 400 grader f i 30 minutter.
2. Fordel blandingen mellom tallerkener og server.

Ernæring: kalorier 230, fett 11, fiber 4,2, karbohydrater 7,3, protein 3,6

Minty tomater og mais

Forberedelsestid: 5 minutter
Koketid: 0 minutter
Porsjoner: 4

Råmateriale:
- 2 ss mynte, hakket
- 1 pund tomater, i terninger
- 2 kopper mais
- 2 ss olivenolje
- 1 ss rosmarineddik
- En klype sort pepper

Bruksanvisning:
1. Bland tomatene med mais og de øvrige ingrediensene i en salatbolle, bland og server.

Nyt!

Ernæring: kalorier 230, fett 7,2, fiber 2, karbohydrater 11,6, protein 4

Zucchini og avokado salsa

Forberedelsestid: 5 minutter
Koketid: 10 minutter
Porsjoner: 4

Råmateriale:
- 2 ss olivenolje
- 2 zucchini, i terninger
- 1 avokado, skrellet, fjernet fra kjernehuset og i terninger
- 2 tomater, i terninger
- 1 agurk, i terninger
- 1 gul løk, hakket
- 2 ss fersk limejuice
- 2 ss koriander, hakket

Bruksanvisning:
1. Varm opp en panne med olje på middels varme, tilsett løk og zucchini, bland og stek i 5 minutter.
2. Tilsett resten av ingrediensene, bland, kok videre i 5 minutter, del mellom tallerkener og server.

Ernæring: kalorier 290, fett 11,2, fiber 6,1, karbohydrater 14,7, protein 5,6

Eple og kålblanding

Forberedelsestid: 5 minutter
Koketid: 0 minutter
Porsjoner: 4

Råmateriale:
- 2 grønne epler, kjernet ut og i terninger
- 1 rødkålhode, strimlet
- 2 ss balsamicoeddik
- ½ ts spisskummen frø
- 2 ss olivenolje
- Svart pepper etter smak

Bruksanvisning:
1. Bland kålen med eplene og andre ingredienser i en bolle, bland og server som en sidesalat.

Ernæring: kalorier 165, fett 7,4, fiber 7,3, karbohydrater 26, protein 2,6

Stekt rødbeter

Forberedelsestid: 10 minutter
Koketid: 30 minutter
Porsjoner: 4

Råmateriale:
- 4 rødbeter, skrelles og kuttes i terninger
- 2 ss olivenolje
- 2 fedd hvitløk, hakket
- En klype sort pepper
- ¼ kopp persille, hakket
- ¼ kopp valnøtter, hakket

Bruksanvisning:
1. Kast rødbetene med oljen og andre ingredienser i en bakebolle, legg til belegg, sett i ovnen ved 420 grader F, stek i 30 minutter, del mellom platene og server som en siderett.

Ernæring: kalorier 156, fett 11,8, fiber 2,7, karbohydrater 11,5, protein 3,8

Dillkål

Forberedelsestid: 10 minutter
Koketid: 15 minutter
Porsjoner: 4

Råmateriale:
- 1 pund grønnkål, strimlet
- 1 gul løk, hakket
- 1 tomat, i terninger
- 1 ss dill, hakket
- En klype sort pepper
- 1 ss olivenolje

Bruksanvisning:
1. Varm opp en panne med oljen på middels varme, tilsett løken og stek i 5 minutter.
2. Tilsett kålen og resten av ingrediensene, bland, kok på middels varme i 10 minutter, del mellom tallerkener og server.

Ernæring: kalorier 74, fett 3,7, fiber 3,7, karbohydrater 10,2, protein 2,1

Kål og gulrotsalat

Forberedelsestid: 5 minutter
Koketid: 0 minutter
Porsjoner: 4

Råmateriale:
- 2 sjalottløk, hakket
- 2 gulrøtter, revet
- 1 stort rødkålhode, strimlet
- 1 ss olivenolje
- 1 ss rød eddik
- En klype sort pepper
- 1 ss limejuice

Bruksanvisning:
1. Bland kålen med sjalottløken og de andre ingrediensene i en bolle, bland sammen og server som en sidesalat.

Ernæring: kalorier 106, fett 3,8, fiber 6,5, karbohydrater 18, protein 3,3

Tomat og oliven salsa

Forberedelsestid: 10 minutter
Koketid: 0 minutter
Porsjoner: 6

Råmateriale:
- 1 pund cherrytomater, halvert
- 2 ss olivenolje
- 1 kopp kalamata-oliven, uthulet og halvert
- En klype sort pepper
- 1 rødløk, hakket
- 1 ss balsamicoeddik
- ¼ kopp koriander, hakket

Bruksanvisning:
1. Bland tomatene med oliven og de andre ingrediensene i en bolle, bland og server som en sidesalat.

Ernæring: kalorier 131, fett 10,9, fiber 3,1, karbohydrater 9,2, protein 1,6

Zucchinisalat

Forberedelsestid: 4 minutter
Koketid: 0 minutter
Porsjoner: 4

Råmateriale:
- 2 zucchini, kuttet med en spiralizer
- 1 rødløk, i skiver
- 1 ss basilikumpesto
- 1 ss sitronsaft
- 1 ss olivenolje
- ½ kopp koriander, hakket
- Svart pepper etter smak

Bruksanvisning:
1. Bland zucchinien med løken og de andre ingrediensene i en salatbolle, bland og server.

Ernæring: kalorier 58, fett 3,8, fiber 1,8, karbohydrater 6, protein 1,6

Salg av karrigulrot

Forberedelsestid: 4 minutter
Koketid: 0 minutter
Porsjoner: 4

Råmateriale:
- 1 pund gulrøtter, skrelt og grovt revet
- 2 ss avokadoolje
- 2 ss sitronsaft
- 3 ss sesamfrø
- ½ ts karripulver
- 1 ts rosmarin, tørket
- ½ ts spisskummen, malt

Bruksanvisning:
1. Bland gulrøttene med oljen, sitronsaften og de andre ingrediensene i en bolle, bland sammen og server kaldt som en sidesalat.

Ernæring: kalorier 99, fett 4,4, fiber 4,2, karbohydrater 13,7, protein 2,4

Salat og rødbetsalat

Forberedelsestid: 5 minutter
Koketid: 0 minutter
Porsjoner: 4

Råmateriale:
- 1 ss ingefær, revet
- 2 fedd hvitløk, hakket
- 4 kopper romansalat, strimlet
- 1 rødbete, skrelt og revet
- 2 grønne løk, hakket
- 1 ss balsamicoeddik
- 1 ss sesamfrø

Bruksanvisning:
1. Bland salaten med ingefær, hvitløk og andre ingredienser i en bolle, bland og server som tilbehør.

Ernæring: kalorier 42, fett 1,4, fiber 1,5, karbohydrater 6,7, protein 1,4

Urte reddiker

Forberedelsestid: 5 minutter
Koketid: 0 minutter
Porsjoner: 4

Råmateriale:
- 1 pund røde reddiker, i grove terninger
- 1 ss gressløk, hakket
- 1 ss persille, hakket
- 1 ss oregano, hakket
- 2 ss olivenolje
- 1 ss limejuice
- Svart pepper etter smak

Bruksanvisning:
1. Bland reddiken med gressløken og de øvrige ingrediensene i en salatbolle, bland og server.

Ernæring: kalorier 85, fett 7,3, fiber 2,4, karbohydrater 5,6, protein 1

Bakt fennikelblanding

Forberedelsestid: 5 minutter
Koketid: 20 minutter
Porsjoner: 4

Råmateriale:
- 2 fennikelløker, i skiver
- 1 ts søt paprika
- 1 liten rødløk, i skiver
- 2 ss olivenolje
- 2 ss limejuice
- 2 ss dill, hakket
- Svart pepper etter smak

Bruksanvisning:
1. I en stekepanne, kombiner fennikel med paprika og andre ingredienser, bland og stek ved 380 grader F i 20 minutter.
2. Fordel blandingen mellom tallerkener og server.

Ernæring: kalorier 114, fett 7,4, fiber 4,5, karbohydrater 13,2, protein 2,1

Stekt paprika

Forberedelsestid: 10 minutter
Koketid: 30 minutter
Porsjoner: 4

Råmateriale:
- 1 pund blandet paprika, kuttet i terninger
- 1 rødløk, i tynne skiver
- 2 ss olivenolje
- Svart pepper etter smak
- 1 ss oregano, hakket
- 2 ss mynteblader, hakket

Bruksanvisning:
1. I en stekepanne, kombiner paprikaene med løken og andre ingredienser, bland og stek ved 380 grader F i 30 minutter.
2. Fordel blandingen mellom tallerkener og server.

Ernæring: kalorier 240, fett 8,2, fiber 4,2, karbohydrater 11,3, protein 5,6

Dadler og stekt kål

Forberedelsestid: 5 minutter
Koketid: 15 minutter
Porsjoner: 4

Råmateriale:
- 1 pund rødkål, strimlet
- 8 dadler, grovrenset og kuttet i skiver
- 2 ss olivenolje
- ¼ kopp grønnsakskraft med lite natrium
- 2 ss gressløk, hakket
- 2 ss sitronsaft
- Svart pepper etter smak

Bruksanvisning:
1. Varm opp en panne med oljen på middels varme, tilsett kål og dadler, bland og kok i 4 minutter.
2. Tilsett kraften og andre ingredienser, bland, kok på middels varme i ytterligere 11 minutter, del mellom tallerkener og server.

Ernæring: kalorier 280, fett 8,1, fiber 4,1, karbohydrater 8,7, protein 6,3

En blanding av svarte bønner

Forberedelsestid: 4 minutter
Koketid: 0 minutter
Porsjoner: 4

Råmateriale:
- 3 kopper hermetiserte svarte bønner, usaltet, drenert og skylt
- 1 kopp cherrytomater, halvert
- 2 sjalottløk, hakket
- 3 ss olivenolje
- 1 ss balsamicoeddik
- Svart pepper etter smak
- 1 ss gressløk, hakket

Bruksanvisning:
1. Bland bønnene med tomatene og de andre ingrediensene i en bolle, bland og server kaldt som tilbehør.

Ernæring: kalorier 310, fett 11,0, fiber 5,3, karbohydrater 19,6, protein 6,8

En blanding av oliven og endive

Forberedelsestid: 4 minutter
Koketid: 0 minutter
Porsjoner: 4

Råmateriale:
- 2 vårløk, hakket
- 2 endive, revet
- 1 kopp svarte oliven, skrellet og skåret i skiver
- ½ kopp kalamata-oliven, skrellet og skåret i skiver
- ¼ kopp eplecidereddik
- 2 ss olivenolje
- 1 ss koriander, hakket

Bruksanvisning:
1. Bland endivien med oliven og de andre ingrediensene i en bolle, bland og server.

Ernæring: kalorier 230, fett 9,1, fiber 6,3, karbohydrater 14,6, protein 7,2

Tomat- og agurksalat

Forberedelsestid: 5 minutter
Koketid: 0 minutter
Porsjoner: 4

Råmateriale:
- ½ pund tomater, i terninger
- 2 agurker, i skiver
- 1 ss olivenolje
- 2 vårløk, hakket
- Svart pepper etter smak
- Saft av 1 lime
- ½ kopp basilikum, hakket

Bruksanvisning:
1. I en salatskål blander du tomatene med agurken og de andre ingrediensene, blander og serveres kaldt.

Ernæring: kalorier 224, fett 11,2, fiber 5,1, karbohydrater 8,9, protein 6,2

Pepper og gulrotsalat

Forberedelsestid: 5 minutter
Koketid: 0 minutter
Porsjoner: 4

Råmateriale:
- 1 kopp cherrytomater, halvert
- 1 gul paprika, hakket
- 1 rød paprika, hakket
- 1 grønn paprika, hakket
- ½ pund gulrøtter, strimlet
- 3 ss rødvinseddik
- 2 ss olivenolje
- 1 ss koriander, hakket
- Svart pepper etter smak

Bruksanvisning:
1. Bland tomatene med paprika, gulrøtter og de andre ingrediensene i en salatskål, bland og server som en sidesalat.

Ernæring: kalorier 123, fett 4, fiber 8,4, karbohydrater 14,4, protein 1,1

En blanding av svarte bønner og ris

Forberedelsestid: 10 minutter
Koketid: 30 minutter
Porsjoner: 4

Råmateriale:
- 2 ss olivenolje
- 1 gul løk, hakket
- 1 kopp hermetiserte svarte bønner, usaltet, drenert og skylt
- 2 kopper svart ris
- 4 kopper lavnatrium kyllingkraft
- 2 ss timian, hakket
- Skal av ½ sitron, revet
- En klype sort pepper

Bruksanvisning:
1. Varm en panne med oljen over middels høy varme, tilsett løken, rør og stek i 4 minutter.
2. Tilsett bønner, ris og andre ingredienser, bland, kok opp og kok på middels varme i 25 minutter.
3. Rør blandingen, del mellom tallerkener og server.

Ernæring: kalorier 290, fett 15,3, fiber 6,2, karbohydrater 14,6, protein 8

En blanding av ris og blomkål

Forberedelsestid: 10 minutter
Koketid: 25 minutter
Porsjoner: 4

Råmateriale:
- 1 kopp blomkålbuketter
- 1 kopp hvit ris
- 2 kopper lavnatrium kyllingkraft
- 1 ss avokadoolje
- 2 sjalottløk, hakket
- ¼ kopp tranebær
- ½ kopp mandler, i skiver

Bruksanvisning:
1. Varm en panne med oljen over middels varme, tilsett sjalottløk, rør og stek i 5 minutter.
2. Tilsett blomkål, ris og andre ingredienser, bland, kok opp og la det småkoke på middels varme i 20 minutter.
3. Fordel blandingen mellom tallerkener og server.

Ernæring: kalorier 290, fett 15,1, fiber 5,6, karbohydrater 7, protein 4,5

Balsamicobønneblanding

Forberedelsestid: 10 minutter
Koketid: 0 minutter
Porsjoner: 4

Råmateriale:
- 2 kopper hermetiske svarte bønner, usaltede, avtappet og skylt
- 2 kopper hermetiserte hvite bønner, usaltet, drenert og skylt
- 2 ss balsamicoeddik
- 2 ss olivenolje
- 1 ts oregano, tørket
- 1 ts basilikum, tørket
- 1 ss gressløk, hakket

Bruksanvisning:
1. Kombiner bønnene med eddik og de andre ingrediensene i en salatskål, bland og server som en sidesalat.

Ernæring: kalorier 322, fett 15,1, fiber 10, karbohydrater 22,0, protein 7

Kremet rødbeter

Forberedelsestid: 5 minutter
Koketid: 20 minutter
Porsjoner: 4

Råmateriale:
- 1 pund rødbeter, skrelt og i terninger
- 1 rødløk, hakket
- 1 ss olivenolje
- ½ kopp kokoskrem
- 4 ss fettfri yoghurt
- 1 ss gressløk, hakket

Bruksanvisning:
1. Varm en panne med oljen over middels varme, tilsett løken, rør og stek i 4 minutter.
2. Tilsett rødbeter, fløte og andre ingredienser, bland, kok på middels varme i ytterligere 15 minutter, del mellom tallerkener og server.

Ernæring: kalorier 250, fett 13,4, fiber 3, karbohydrater 13,3, protein 6,4

En blanding av avokado og paprika

Forberedelsestid: 10 minutter
Koketid: 14 minutter
Porsjoner: 4

Råmateriale:
- 1 ss avokadoolje
- 1 ts søt paprika
- 1 pund blandet paprika, kuttet i strimler
- 1 avokado, skrelles, kjernekjernes og halveres
- 1 ts hvitløkspulver
- 1 ts rosmarin, tørket
- ½ kopp grønnsakskraft med lite natrium
- Svart pepper etter smak

Bruksanvisning:
1. Varm en panne med oljen på middels høy varme, tilsett all paprikaen, rør og stek i 5 minutter.
2. Tilsett resten av ingrediensene, bland, kok i ytterligere 9 minutter på middels varme, del mellom tallerkener og server.

Ernæring: kalorier 245, fett 13,8, fiber 5, karbohydrater 22,5, protein 5,4

Stekt søtpotet og rødbeter

Forberedelsestid: 10 minutter
Koketid: 1 time
Porsjoner: 4

Råmateriale:
- 3 ss olivenolje
- 2 søtpoteter, skrelt og kuttet i terninger
- 2 rødbeter, skrelles og kuttes i terninger
- 1 ss oregano, hakket
- 1 ss limejuice
- Svart pepper etter smak

Bruksanvisning:
1. Plasser søtpotetene og rødbetene på en foret bakeplate, tilsett resten av ingrediensene, bland, sett i ovnen og stek ved 375 grader F i 1 time/
2. Fordel mellom tallerkener og server som tilbehør.

Ernæring: kalorier 240, fett 11,2, fiber 4, karbohydrater 8,6, protein 12,1

Grønnkål sauté

Forberedelsestid: 10 minutter
Koketid: 15 minutter
Porsjoner: 4

Råmateriale:
- 2 ss olivenolje
- 3 ss kokosnøttaminosyrer
- 1 pund grønnkål, strimlet
- 1 rødløk, hakket
- 2 fedd hvitløk, hakket
- 1 ss limejuice
- 1 ss koriander, hakket

Bruksanvisning:
1. Varm opp en panne med olivenolje på middels varme, tilsett løk og hvitløk og stek i 5 minutter.
2. Tilsett grønnkålen og andre ingredienser, bland sammen, kok på middels varme i 10 minutter, del mellom tallerkener og server.

Ernæring: kalorier 200, fett 7,1, fiber 2, karbohydrater 6,4, protein 6

Krydret gulrøtter

Forberedelsestid: 10 minutter
Koketid: 20 minutter
Porsjoner: 4

Råmateriale:
- 1 ss sitronsaft
- 1 ss olivenolje
- ½ ts urt, malt
- ½ ts spisskummen, malt
- ½ ts muskatnøtt, malt
- 1 pund babygulrøtter, trimmet
- 1 ss rosmarin, hakket
- Svart pepper etter smak

Bruksanvisning:
1. I en stekepanne, kombiner gulrøttene med sitronsaft, olje og andre ingredienser, bland, plasser i ovnen og stek ved 400 grader F i 20 minutter.
2. Fordel mellom tallerkener og server.

Ernæring: kalorier 260, fett 11,2, fiber 4,5, karbohydrater 8,3, protein 4,3

Sitronartisjokker

Forberedelsestid: 10 minutter
Koketid: 20 minutter
Porsjoner: 4

Råmateriale:
- 2 ss sitronsaft
- 4 artisjokker, trimmet og halvert
- 1 ss dill, hakket
- 2 ss olivenolje
- En klype sort pepper

Bruksanvisning:
1. I en stekepanne, kombiner artisjokkene med sitronsaften og de andre ingrediensene, bland forsiktig og stek ved 400 grader F i 20 minutter. Fordel mellom tallerkener og server.

Ernæring: kalorier 140, fett 7,3, fiber 8,9, karbohydrater 17,7, protein 5,5

Brokkoli, bønner og ris

Forberedelsestid: 10 minutter
Koketid: 30 minutter
Porsjoner: 4

Råmateriale:
- 1 kopp brokkoli, hakket
- 1 kopp hermetiske svarte bønner, usaltet, avrent
- 1 kopp hvit ris
- 2 kopper lavnatrium kyllingkraft
- 2 ts søt paprika
- Svart pepper etter smak

Bruksanvisning:
1. Ha kraften i en kjele, varm opp på middels varme, tilsett risen og de andre ingrediensene, bland, kok opp og kok i 30 minutter, rør av og til.
2. Fordel blandingen mellom tallerkener og server som tilbehør.

Ernæring: kalorier 347, fett 1,2, fiber 9, karbohydrater 69,3, protein 15,1

Bakt Squash Mix

Forberedelsestid: 10 minutter
Koketid: 45 minutter
Porsjoner: 4

Råmateriale:
- 2 ss olivenolje
- 2 pund peanøttsmør, skrelt og kuttet i terninger
- 1 ss sitronsaft
- 1 ts chilipulver
- 1 ts hvitløkspulver
- 2 ts koriander, hakket
- En klype sort pepper

Bruksanvisning
1. Kombiner squashen med oljen og de andre ingrediensene i en stekepanne, rør forsiktig, stek i ovnen ved 400 grader F i 45 minutter, del mellom platene og server som en siderett.

Ernæring: kalorier 167, fett 7,4, fiber 4,9, karbohydrater 27,5, protein 2,5

Kremet asparges

Forberedelsestid: 5 minutter
Koketid: 20 minutter
Porsjoner: 4

Råmateriale:
- ½ ts muskatnøtt, malt
- 1 pund asparges, trimmet og halvert
- 1 kopp kokoskrem
- 1 gul løk, hakket
- 2 ss olivenolje
- 1 ss limejuice
- 1 ss koriander, hakket

Bruksanvisning:
1. Varm opp en panne med oljen på middels varme, tilsett løk og muskatnøtt, rør og stek i 5 minutter.
2. Tilsett asparges og de andre ingrediensene, bland, kok opp og kok på middels varme i 15 minutter.
3. Fordel mellom tallerkener og server.

Ernæring: kalorier 236, fett 21,6, fiber 4,4, karbohydrater 11,4, protein 4,2

Basilikum beteblanding

Forberedelsestid: 10 minutter
Koketid: 15 minutter
Porsjoner: 4

Råmateriale:
- 1 ss avokadoolje
- 4 rødbeter, i skiver
- ¼ kopp basilikum, hakket
- Svart pepper etter smak
- ¼ kopp grønnsakskraft med lite natrium
- ½ kopp valnøtter, hakket
- 2 fedd hvitløk, hakket

Bruksanvisning:
1. Varm en panne med olje på middels høy varme, tilsett hvitløk og rødbeter og brun i 5 minutter.
2. Tilsett resten av ingrediensene, bland, kok videre i 10 minutter, del mellom tallerkener og server.

Ernæring: kalorier 140, fett 9,7, fiber 3,3, karbohydrater 10,5, protein 5

Ris og kapers blandes

Forberedelsestid: 10 minutter
Koketid: 20 minutter
Porsjoner: 4

Råmateriale:
- 1 kopp hvit ris
- 1 ss kapers, hakket
- 2 kopper lavnatrium kyllingkraft
- 1 rødløk, hakket
- 1 ss avokadoolje
- 1 ss koriander, hakket
- 1 ts søt paprika

Bruksanvisning:
1. Varm en panne med oljen over middels høy varme, tilsett løken, rør og stek i 5 minutter.
2. Tilsett ris, kapers og andre ingredienser, bland, kok opp og kok i 15 minutter.
3. Fordel blandingen mellom tallerkener og server som tilbehør.

Ernæring: kalorier 189, fett 0,9, fiber 1,6, karbohydrater 40,2, protein 4,3

Spinat og grønnkålblanding

Forberedelsestid: 5 minutter
Koketid: 15 minutter
Porsjoner: 4

Råmateriale:
- 2 kopper babyspinat
- 5 kopper grønnkål, strimlet
- 2 sjalottløk, hakket
- 2 fedd hvitløk, hakket
- 1 kopp hermetiske tomater, uten salt, hakket
- 1 ss olivenolje

Bruksanvisning:
1. Varm opp en panne med oljen på middels høy varme, tilsett sjalottløk, rør og stek i 5 minutter.
2. Tilsett spinat, grønnkål og andre ingredienser, bland sammen, kok i ytterligere 10 minutter, del mellom tallerkener og server som tilbehør.

Ernæring: kalorier 89, fett 3,7, fiber 2,2, karbohydrater 12,4, protein 3,6

Kalkun og spisskummen brokkoli

Forberedelsestid: 10 minutter
Koketid: 30 minutter
Porsjoner: 4

Råmateriale:
- 1 rødløk, hakket
- 1 pund kalkunbryst, uten skinn, bein og i terninger
- 2 kopper brokkoli
- 1 ts spisskummen, malt
- 3 fedd hvitløk, hakket
- 2 ss olivenolje
- 14 gram kokosmelk
- En klype sort pepper
- ¼ kopp koriander, hakket

Bruksanvisning:
1. Varm en kjele med oljen over middels varme, tilsett løk og hvitløk, rør og stek i 5 minutter.
2. Tilsett kalkunen, rør og brun i 5 minutter.
3. Tilsett brokkoli og resten av ingrediensene, kok opp på middels varme og kok i 20 minutter.
4. Fordel blandingen mellom tallerkener og server.

Ernæring: kalorier 438, fett 32,9, fiber 4,7, karbohydrater 16,8, protein 23,5

fedd kylling

Forberedelsestid: 10 minutter
Koketid: 30 minutter
Porsjoner: 4

Råmateriale:
- 1 pund kyllingbryst, uten skinn, bein og i terninger
- 1 kopp lavnatrium kyllingkraft
- 1 ss avokadoolje
- 2 ts nellik, malt
- 1 gul løk, hakket
- 2 ts søt paprika
- 3 tomater, i terninger
- En klype salt og sort pepper
- ½ kopp persille, hakket

Bruksanvisning:
1. Varm opp en panne med oljen på middels varme, tilsett løken og stek i 5 minutter.
2. Tilsett kyllingen og brun i ytterligere 5 minutter.
3. Tilsett kraften og resten av ingrediensene, kok opp og la det småkoke på middels varme i ytterligere 20 minutter.
4. Fordel blandingen mellom tallerkener og server.

Ernæring: kalorier 324, fett 12,3, fiber 5, karbohydrater 33,10, protein 22,4

Kylling med ingefær artisjokker

Forberedelsestid: 10 minutter
Koketid: 30 minutter
Porsjoner: 4

Råmateriale:
- 2 kyllingbryst, uten skinn, ben og halvert
- 1 ss ingefær, revet
- 1 kopp hermetiske tomater, uten salt, hakket
- 10 gram hermetiske artisjokker, uten salt, drenert og delt i kvarte
- 2 ss sitronsaft
- 2 ss olivenolje
- En klype sort pepper

Bruksanvisning:
1. Varm opp en panne med oljen på middels varme, tilsett ingefær og artisjokker, bland og kok i 5 minutter.
2. Tilsett kyllingen og stek videre i 5 minutter.
3. Tilsett resten av ingrediensene, kok opp og kok videre i 20 minutter.
4. Fordel alt mellom tallerkener og server.

Ernæring: kalorier 300, fett 14,5, fiber 5,3, karbohydrater 16,4, protein 15,1

Kalkun og pepperkornblanding

Forberedelsestid: 10 minutter
Koketid: 30 minutter
Porsjoner: 4

Råmateriale:
- ½ ss sorte pepperkorn
- 1 ss olivenolje
- 1 pund kalkunbryst, uten skinn, bein og i terninger
- 1 kopp lavnatrium kyllingkraft
- 3 fedd hvitløk, hakket
- 2 tomater, i terninger
- En klype sort pepper
- 2 ss vårløk, hakket

Bruksanvisning:
1. Varm opp en panne med olje på middels varme, tilsett hvitløk og kalkun og brun i 5 minutter.
2. Tilsett pepperkornene og resten av ingrediensene, kok opp og kok på middels varme i 25 minutter.
3. Fordel blandingen mellom tallerkener og server.

Ernæring: kalorier 313, fett 13,3, fiber 7, karbohydrater 23,4, protein 16

Kyllinglår og rosmaringrønnsaker

Forberedelsestid: 10 minutter
Koketid: 40 minutter
Porsjoner: 4

Råmateriale:
- 2 pund kyllingbryst, uten skinn, ben og i terninger
- 1 gulrot, i terninger
- 1 stangselleri, hakket
- 1 tomat, i terninger
- 2 små rødløk, i skiver
- 1 zucchini, i terninger
- 2 fedd hvitløk, hakket
- 1 ss rosmarin, hakket
- 2 ss olivenolje
- Svart pepper etter smak
- ½ kopp grønnsakskraft med lite natrium

Bruksanvisning:
1. Varm opp en panne med oljen på middels varme, tilsett løk og hvitløk, rør og stek i 5 minutter.
2. Tilsett kyllingen, bland og brun i ytterligere 5 minutter.
3. Tilsett gulrot og de andre ingrediensene, bland, kok opp og kok på middels varme i 30 minutter.
4. Fordel blandingen mellom tallerkener og server.

Ernæring: kalorier 325, fett 22,5, fiber 6,1, karbohydrater 15,5, protein 33,2

Kylling med gulrøtter og kål

Forberedelsestid: 10 minutter
Koketid: 25 minutter
Porsjoner: 4

Råmateriale:
- 1 pund kyllingbryst, uten skinn, bein og i terninger
- 2 ss olivenolje
- 2 gulrøtter, skrelt og revet
- 1 ts søt paprika
- ½ kopp grønnsakskraft med lite natrium
- 1 rødkålhode, strimlet
- 1 gul løk, hakket
- Svart pepper etter smak

Bruksanvisning:
1. Varm en panne med oljen over middels varme, tilsett løken, rør og stek i 5 minutter.
2. Tilsett kjøttet og brun det i ytterligere 5 minutter.
3. Tilsett gulrøttene og andre ingredienser, bland, kok opp og kok på middels varme i 15 minutter.
4. Fordel alt mellom tallerkener og server.

Ernæring: kalorier 370, fett 22,2, fiber 5,2, karbohydrater 44,2, protein 24,2

Aubergine og kalkun sandwich

Forberedelsestid: 10 minutter
Koketid: 25 minutter
Porsjoner: 4

Råmateriale:
- 1 kalkunbryst, uten skinn, ben og kuttet i 4 biter
- 1 aubergine, kuttet i 4 skiver
- Svart pepper etter smak
- 1 ss olivenolje
- 1 ss oregano, hakket
- ½ kopp lav natriumketchup
- ½ kopp fettfattig cheddarost, revet
- 4 grove brødskiver

Bruksanvisning:

1. Varm opp grillen til middels høy varme, tilsett kalkunskiver, hell halvparten av oljen over dem, dryss med sort pepper, stek i 8 minutter på hver side og ha over på en tallerken.
2. Legg aubergineskivene på den oppvarmede grillen, ringle resten av oljen over dem, smak også til med sort pepper, stek dem i 4 minutter på hver side og ha over på tallerkenen med kalkunskivene også.
3. Anrett 2 brødskiver på et arbeidsbord, del osten på hver, del aubergineskivene og kalkunskivene på hver, strø over oregano, drypp sausen over og legg de 2 andre brødskivene på toppen.
4. Fordel smørbrødene mellom tallerkener og server.

Ernæring:kalorier 280, fett 12,2, fiber 6, karbohydrater 14, protein 12

Enkle kalkun- og zucchini-tortillas

Forberedelsestid: 10 minutter
Koketid: 20 minutter
Porsjoner: 4

Råmateriale:
- 4 fullkornstortillas
- ½ kopp fettfri yoghurt
- 1 pund kalkun, bryst, uten skinn, ben og kuttet i strimler
- 1 ss olivenolje
- 1 rødløk, i skiver
- 1 zucchini, i terninger
- 2 tomater, i terninger
- Svart pepper etter smak

Bruksanvisning:
1. Varm en panne med oljen over middels varme, tilsett løken, rør og stek i 5 minutter.
2. Tilsett zucchini og tomater, bland og kok i ytterligere 2 minutter.
3. Tilsett kalkunkjøtt, bland og stek i ytterligere 13 minutter.
4. Fordel yoghurten på hver tortilla, tilsett vekselvis kalkun- og zucchiniblandingen, rull, del mellom tallerkener og server.

Ernæring: kalorier 290, fett 13,4, fiber 3,42, karbohydrater 12,5, protein 6,9

Kylling med paprika og auberginepanne

Forberedelsestid: 10 minutter
Koketid: 25 minutter
Porsjoner: 4

Råmateriale:
- 2 kyllingbryst, uten skinn, ben og i terninger
- 1 rødløk, hakket
- 2 ss olivenolje
- 1 aubergine, i terninger
- 1 rød paprika, i terninger
- 1 gul paprika, i terninger
- Svart pepper etter smak
- 2 kopper kokosmelk

Bruksanvisning:
4. Varm opp en panne med oljen over middels høy varme, tilsett løken, rør og stek i 3 minutter.
5. Tilsett paprikaen, bland og kok i ytterligere 2 minutter.
6. Tilsett kyllingen og andre ingredienser, bland, kok opp og stek på middels varme i ytterligere 20 minutter.
7. Fordel alt mellom tallerkener og server.

Ernæring: kalorier 310, fett 14,7, fiber 4, karbohydrater 14,5, protein 12,6

Balsamicobakt kalkun

Forberedelsestid: 10 minutter
Koketid: 40 minutter
Porsjoner: 4

Råmateriale:
- 1 stort kalkunbryst, uten skinn, ben og i skiver
- 2 ss balsamicoeddik
- 1 ss olivenolje
- 2 fedd hvitløk, hakket
- 1 ss italiensk krydder
- Svart pepper etter smak
- 1 ss koriander, hakket

Bruksanvisning:
1. Kombiner kalkunen med eddik, olje og andre ingredienser i en bakebolle, bland sammen, sett i ovnen på 400 grader F og stek i 40 minutter.
2. Fordel alt mellom tallerkener og server med en salat.

Ernæring: kalorier 280, fett 12,7, fiber 3, karbohydrater 22,1, protein 14

Cheddar kalkunblanding

Forberedelsestid: 10 minutter
Koketid: 1 time
Porsjoner: 4

Råmateriale:
- 1 pund kalkunbryst, uten skinn, bein og i skiver
- 2 ss olivenolje
- 1 kopp hermetiske tomater, uten salt, hakket
- Svart pepper etter smak
- 1 kopp fettfri cheddarost, strimlet
- 2 ss persille, hakket

Bruksanvisning:
1. Smør en bakebolle med olje, legg kalkunskivene i pannen, fordel tomatene over dem, krydre med sort pepper, dryss med ost og persille, sett i ovnen på 400 grader F og stek i 1 time.
2. Fordel alt mellom tallerkener og server.

Ernæring: kalorier 350, fett 13,1, fiber 4, karbohydrater 32,4, protein 14,65

Parmesan Tyrkia

Forberedelsestid: 10 minutter
Koketid: 23 minutter
Porsjoner: 4

Råmateriale:
- 1 pund kalkunbryst, uten skinn, bein og i terninger
- 1 ss olivenolje
- ½ kopp fettfattig parmesan, revet
- 2 sjalottløk, hakket
- 1 kopp kokosmelk
- Svart pepper etter smak

Bruksanvisning:
1. Varm opp en panne med olje på middels høy varme, tilsett sjalottløk, bland og stek i 5 minutter.
2. Tilsett kjøttet, kokosmelken og sort pepper, bland og stek på middels varme i ytterligere 15 minutter.
3. Tilsett parmesan, kok i 2-3 minutter, del mellom tallerkener og server.

Ernæring: kalorier 320, fett 11,4, fiber 3,5, karbohydrater 14,3, protein 11,3

Kremet kylling og reker blanding

Forberedelsestid: 10 minutter
Koketid: 14 minutter
Porsjoner: 4

Råmateriale:
- 1 ss olivenolje
- 1 pund kyllingbryst, uten skinn, bein og i terninger
- ¼ kopp lavnatrium kyllingkraft
- 1 pund reker, skrellet og deveined
- ½ kopp kokoskrem
- 1 ss koriander, hakket

Bruksanvisning:
1. Varm en panne med oljen over middels varme, tilsett kyllingen, bland og stek i 8 minutter.
2. Tilsett rekene og de andre ingrediensene, bland, kok videre i 6 minutter, del i boller og server.

Ernæring: kalorier 370, fett 12,3, fiber 5,2, karbohydrater 12,6, protein 8

Basilikum kalkun og varm asparges blanding

Forberedelsestid: 10 minutter
Koketid: 40 minutter
Porsjoner: 4

Råmateriale:
- 1 pund kalkunbryst, uten skinn og kuttet i strimler
- 1 kopp kokoskrem
- 1 kopp lavnatrium kyllingkraft
- 2 ss persille, hakket
- 1 haug asparges, kuttet og halvert
- 1 ts chilipulver
- 2 ss olivenolje
- En klype havsalt og sort pepper

Bruksanvisning:
1. Varm en panne med olje over middels høy varme, tilsett kalkun og litt sort pepper, bland og kok i 5 minutter.
2. Tilsett asparges, chilipulver og de andre ingrediensene, bland, kok opp og kok på middels varme i ytterligere 30 minutter.
3. Fordel alt mellom tallerkener og server.

Ernæring: kalorier 290, fett 12,10, fiber 4,6, karbohydrater 12,7, protein 24

Cashew kalkun medley

Forberedelsestid: 10 minutter
Koketid: 40 minutter
Porsjoner: 4

Råmateriale:
- 1 pund kalkunbryst, uten skinn, bein og i terninger
- 1 kopp cashewnøtter, hakket
- 1 gul løk, hakket
- ½ ss olivenolje
- Svart pepper etter smak
- ½ ts søt paprika
- 2 og ½ ss cashewsmør
- ¼ kopp lavnatrium kyllingkraft
- 1 ss koriander, hakket

Bruksanvisning:
1. Varm en panne med oljen over middels høy varme, tilsett løken, rør og stek i 5 minutter.
2. Tilsett kjøttet og brun det i ytterligere 5 minutter.
3. Tilsett resten av ingrediensene, bland, kok opp og kok på middels varme i 30 minutter.
4. Fordel hele blandingen mellom tallerkener og server.

Ernæring: kalorier 352, fett 12,7, fiber 6,2, karbohydrater 33,2, protein 13,5

Kalkun og bær

Forberedelsestid: 10 minutter
Koketid: 35 minutter
Porsjoner: 4

Råmateriale:

- 2 pund kalkunbryst, uten skinn, uten ben og i terninger
- 1 ss olivenolje
- 1 rødløk, hakket
- 1 kopp tranebær
- 1 kopp lavnatrium kyllingkraft
- ¼ kopp koriander, hakket
- Svart pepper etter smak

Bruksanvisning:

1. Varm en kjele med oljen på middels høy varme, tilsett løken, rør og stek i 5 minutter.
2. Tilsett kjøtt, bær og andre ingredienser, kok opp og stek på middels varme i ytterligere 30 minutter.
3. Fordel blandingen mellom tallerkener og server.

Ernæring: kalorier 293, fett 7,3, fiber 2,8, karbohydrater 14,7, protein 39,3

Fem krydder kyllingbryst

Forberedelsestid: 5 minutter
Koketid: 35 minutter
Porsjoner: 4

Råmateriale:
- 1 kopp tomater, knuste
- 1 ts fem krydder
- 2 kyllingbrysthalver, skinnfri, benfri og halvert
- 1 ss avokadoolje
- 2 ss kokosnøttaminosyrer
- Svart pepper etter smak
- 1 ss varm pepper
- 1 ss koriander, hakket

Bruksanvisning:
1. Varm opp en panne med oljen på middels varme, tilsett kjøttet og brun i 2 minutter på hver side.
2. Tilsett tomater, fem krydder og resten av ingrediensene, kok opp og la det småkoke på middels varme i 30 minutter.
3. Fordel hele blandingen mellom tallerkener og server.

Ernæring: kalorier 244, fett 8,4, fiber 1,1, karbohydrater 4,5, protein 31

Kalkun med krydret grønt

Forberedelsestid: 10 minutter
Koketid: 17 minutter
Porsjoner: 4

Råmateriale:
- 1 pund kalkunbryst, benfritt, uten skinn og i terninger
- 1 kopp sennepsgrønt
- 1 ts muskatnøtt, malt
- 1 ts urt, malt
- 1 gul løk, hakket
- Svart pepper etter smak
- 1 ss olivenolje

Bruksanvisning:
1. Varm opp en panne med olje på middels høy varme, tilsett løken og kjøttet og brun i 5 minutter.
2. Tilsett resten av ingrediensene, bland, kok på middels varme i ytterligere 12 minutter, del mellom tallerkener og server.

Ernæring: kalorier 270, fett 8,4, fiber 8,32, karbohydrater 33,3, protein 9

Kylling og chilisopp

Forberedelsestid: 10 minutter
Koketid: 20 minutter
Porsjoner: 4

Råmateriale:

- 2 kyllingbryst, uten skinn, ben og halvert
- ½ pund hvit sopp, halvert
- 1 ss olivenolje
- 1 kopp hermetiske tomater, uten salt, hakket
- 2 ss mandler, hakket
- 2 ss olivenolje
- ½ ts chiliflak
- Svart pepper etter smak

Bruksanvisning:

1. Varm en panne med oljen på middels høy varme, tilsett soppen, bland og stek i 5 minutter.
2. Tilsett kjøttet, bland og stek i ytterligere 5 minutter.
3. Tilsett tomatene og de andre ingrediensene, kok opp og la det småkoke på middels varme i 10 minutter.
4. Fordel blandingen mellom tallerkener og server.

Ernæring: kalorier 320, fett 12,2, fiber 5,3, karbohydrater 33,3, protein 15

Chili kylling og tomat artisjokker

Forberedelsestid: 10 minutter
Koketid: 20 minutter
Porsjoner: 4

Råmateriale:
- 2 røde chili, hakket
- 1 ss olivenolje
- 1 gul løk, hakket
- 1 pund kyllingbryst, uten skinn, ben og i terninger
- 1 kopp tomater, knuste
- 10 gram hermetiske artisjokkhjerter, drenert og delt i kvarte
- Svart pepper etter smak
- ½ kopp lavnatrium kyllingkraft
- 2 ss limejuice

Bruksanvisning:
1. Varm opp en panne med olje på middels varme, tilsett løk og chili, rør og stek i 5 minutter.
2. Tilsett kjøttet, bland og brun i ytterligere 5 minutter.
3. Tilsett resten av ingrediensene, kok opp på middels varme og kok i 10 minutter.
4. Fordel blandingen mellom tallerkener og server.

Ernæring: kalorier 280, fett 11,3, fiber 5, karbohydrater 14,5, protein 13,5

Blanding av kylling og bete

Forberedelsestid: 10 minutter
Koketid: 0 minutter
Porsjoner: 4

Råmateriale:
- 1 gulrot, revet
- 2 rødbeter, skrelt og revet
- ½ kopp avokadomajones
- 1 kopp røkt kyllingbryst, uten skinn, bein, kokt og strimlet
- 1 ts gressløk, hakket

Bruksanvisning:
1. Bland kyllingen med rødbetene og de andre ingrediensene i en bolle, bland og server umiddelbart.

Ernæring: kalorier 288, fett 24,6, fiber 1,4, karbohydrater 6,5, protein 14

Kalkun med sellerisalat

Forberedelsestid: 4 minutter
Koketid: 0 minutter
Porsjoner: 4

Råmateriale:
- 2 kopper kalkunbryst, uten skinn, bein, kokt og strimlet
- 1 kopp selleristilker, hakket
- 2 vårløk, hakket
- 1 kopp sorte oliven, uthulet og halvert
- 1 ss olivenolje
- 1 ts limejuice
- 1 kopp fettfri yoghurt

Bruksanvisning:
1. Bland kalkunen med sellerien og de andre ingrediensene i en bolle, bland og server kaldt.

Ernæring: kalorier 157, fett 8, fiber 2, karbohydrater 10,8, protein 11,5

Kyllinglår og druer blandet

Forberedelsestid: 10 minutter
Koketid: 40 minutter
Porsjoner: 4

Råmateriale:
- 1 gulrot, i terninger
- 1 gul løk, i skiver
- 1 ss olivenolje
- 1 kopp tomater, i terninger
- ¼ kopp lavnatrium kyllingkraft
- 2 fedd hvitløk, hakket
- 1 pund kyllinglår, uten skinn og ben
- 1 kopp grønne druer
- Svart pepper etter smak

Bruksanvisning:
1. Smør en ildfast form med oljen, legg kyllinglårene inni og legg de andre ingrediensene på toppen.
2. Stek ved 390 grader F i 40 minutter, del mellom platene og server.

Ernæring: kalorier 289, fett 12,1, fiber 1,7, karbohydrater 10,3, protein 33,9

Kalkun og sitronbygg

Forberedelsestid: 5 minutter
Koketid: 55 minutter
Porsjoner: 4

Råmateriale:
- 1 ss olivenolje
- 1 kalkunbryst, uten skinn, bein og i skiver
- Svart pepper etter smak
- 2 stangselleri, hakket
- 1 rødløk, hakket
- 2 kopper lavnatrium kyllingkraft
- ½ kopp bygg
- 1 ts sitronskall, revet
- 1 ss sitronsaft
- 1 ss gressløk, hakket

Bruksanvisning:
1. Varm en kjele med oljen på middels høy varme, tilsett kjøtt og løk, rør og brun i 5 minutter.
2. Tilsett selleri og andre ingredienser, bland, kok opp, reduser varmen til middels, la det småkoke i 50 minutter, del i boller og server.

Ernæring: kalorier 150, fett 4,5, fiber 4,9, karbohydrater 20,8, protein 7,5

Kalkun med rødbeter og reddikblanding

Forberedelsestid: 10 minutter
Koketid: 35 minutter
Porsjoner: 4

Råmateriale:
- 1 kalkunbryst, uten skinn, bein og i terninger
- 2 rødbeter, skrelt og i terninger
- 1 kopp reddiker, i terninger
- 1 rødløk, hakket
- ¼ kopp lavnatrium kyllingkraft
- Svart pepper etter smak
- 1 ss olivenolje
- 2 ss gressløk, hakket

Bruksanvisning:
1. Varm en panne med oljen på middels høy varme, tilsett kjøttet og løken, rør og brun i 5 minutter.
2. Tilsett rødbeter, reddiker og andre ingredienser, kok opp og kok på middels varme i ytterligere 30 minutter.
3. Fordel blandingen mellom tallerkener og server.

Ernæring: kalorier 113, fett 4,4, fiber 2,3, karbohydrater 10,4, protein 8,8

Hvitløk svinekjøtt blanding

Forberedelsestid: 10 minutter
Koketid: 45 minutter
Porsjoner: 8

Råmateriale:
- 2 pund svinekjøtt, benfritt og i terninger
- 1 rødløk, hakket
- 1 ss olivenolje
- 3 fedd hvitløk, hakket
- 1 kopp lavnatriumbiffkraft
- 2 ss søt paprika
- Svart pepper etter smak
- 1 ss gressløk, hakket

Bruksanvisning:
1. Varm opp en panne med oljen på middels varme, tilsett løken og kjøttet, rør og brun i 5 minutter.
2. Tilsett resten av ingrediensene, bland, reduser varmen til middels, dekk til og kok i 40 minutter.
3. Fordel blandingen mellom tallerkener og server.

Ernæring: kalorier 407, fett 35,4, fiber 1, karbohydrater 5, protein 14,9

Pepperkjøtt med gulrøtter

Forberedelsestid: 10 minutter
Koketid: 30 minutter
Porsjoner: 4

Råmateriale:
- 1 pund svinekjøtt, i terninger
- ¼ kopp grønnsakskraft med lite natrium
- 2 gulrøtter, skrelles og kuttes i skiver
- 2 ss olivenolje
- 1 rødløk, i skiver
- 2 ts søt paprika
- Svart pepper etter smak

Bruksanvisning:
1. Varm en panne med oljen over middels varme, tilsett løken, rør og stek i 5 minutter.
2. Tilsett kjøttet, bland og brun i ytterligere 5 minutter.
3. Tilsett resten av ingrediensene, kok opp og la det småkoke på middels varme i 20 minutter.
4. Fordel blandingen mellom tallerkener og server.

Ernæring: kalorier 328, fett 18,1, fiber 1,8, karbohydrater 6,4, protein 34

Ingefær svinekjøtt og løk

Forberedelsestid: 10 minutter
Koketid: 35 minutter
Porsjoner: 4

Råmateriale:
- 2 rødløk, i skiver
- 2 grønne løk, hakket
- 1 ss olivenolje
- 2 ts ingefær, revet
- 4 pinnekjøtt
- 3 fedd hvitløk, hakket
- Svart pepper etter smak
- 1 gulrot, hakket
- 1 kopp lavnatriumbiffkraft
- 2 ss tomatpuré
- 1 ss koriander, hakket

Bruksanvisning:
1. Varm opp en panne med oljen på middels varme, tilsett grønt og rødløk, bland og stek i 3 minutter.
2. Tilsett hvitløk og ingefær, rør og stek i ytterligere 2 minutter.
3. Tilsett pinnekjøttet og stek i 2 minutter på hver side.
4. Tilsett resten av ingrediensene, kok opp og kok på middels varme i ytterligere 25 minutter.
5. Fordel blandingen mellom tallerkener og server.

Ernæring:kalorier 332, fett 23,6, fiber 2,3, karbohydrater 10,1, protein 19,9

Spisskummen svinekjøtt

Forberedelsestid: 10 minutter
Koketid: 45 minutter
Porsjoner: 4

Råmateriale:
- ½ kopp lavnatriumbiffkraft
- 2 ss olivenolje
- 2 pund svinekjøtt, i terninger
- 1 ts koriander, malt
- 2 ts spisskummen, malt
- Svart pepper etter smak
- 1 kopp cherrytomater, halvert
- 4 fedd hvitløk, hakket
- 1 ss koriander, hakket

Bruksanvisning:
1. Varm opp en panne med oljen på middels varme, tilsett hvitløk og kjøtt, rør og brun i 5 minutter.
2. Tilsett buljongen og de andre ingrediensene, kok opp og la det småkoke på middels varme i 40 minutter.
3. Fordel alt mellom tallerkener og server.

Ernæring: kalorier 559, fett 29,3, fiber 0,7, karbohydrater 3,2, protein 67,4

Svinekjøtt og grønt blandes

Forberedelsestid: 10 minutter
Koketid: 20 minutter
Porsjoner: 4

Råmateriale:
- 2 ss balsamicoeddik
- 1/3 kopp kokosnøttaminosyrer
- 1 ss olivenolje
- 4 gram blandet salatgrønt
- 1 kopp cherrytomater, halvert
- 4 gram svinekjøtt, kuttet i strimler
- 1 ss gressløk, hakket

Bruksanvisning:
1. Varm en panne med olje på middels varme, tilsett svinekjøtt, aminosyrer og eddik, bland og stek i 15 minutter.
2. Tilsett salaten og andre ingredienser, bland sammen, kok i ytterligere 5 minutter, del mellom tallerkener og server.

Ernæring: kalorier 125, fett 6,4, fiber 0,6, karbohydrater 6,8, protein 9,1

Svinekjøttpanne med timian

Forberedelsestid: 10 minutter
Koketid: 25 minutter
Porsjoner: 4

Råmateriale:
- 1 pund svinerumpe, trimmet og kuttet i terninger
- 1 ss olivenolje
- 1 gul løk, hakket
- 3 fedd hvitløk, hakket
- 1 ss timian, tørket
- 1 kopp lavnatrium kyllingkraft
- 2 ss lav natrium tomatpuré
- 1 ss koriander, hakket

Bruksanvisning:
1. Varm en panne med oljen over middels høy varme, tilsett løk og hvitløk, bland og stek i 5 minutter.
2. Tilsett kjøttet, bland og stek i ytterligere 5 minutter.
3. Tilsett resten av ingrediensene, bland, kok opp, reduser varmen til middels og kok blandingen i ytterligere 15 minutter.
4. Fordel blandingen mellom tallerkener og server umiddelbart.

Ernæring: kalorier 281, fett 11,2, fiber 1,4, karbohydrater 6,8, protein 37,1

Merian svinekjøtt og zucchini

Forberedelsestid: 10 minutter
Koketid: 30 minutter
Porsjoner: 4

Råmateriale:
- 2 pund svinekam benfri, trimmet og kuttet i terninger
- 2 ss avokadoolje
- ¾ kopp grønnsakskraft med lite natrium
- ½ spiseskje hvitløkspulver
- 1 ss merian, hakket
- 2 zucchini, i terninger
- 1 ts søt paprika
- Svart pepper etter smak

Bruksanvisning:
1. Varm en panne med oljen over middels høy varme, tilsett kjøtt, hvitløkspulver og merian, bland og stek i 10 minutter.
2. Tilsett zucchinien og de andre ingrediensene, bland, kok opp, reduser varmen til middels og kok blandingen i ytterligere 20 minutter.
3. Fordel alt mellom tallerkener og server.

Ernæring: kalorier 359, fett 9,1, fiber 2,1, karbohydrater 5,7, protein 61,4

Krydret svinekjøtt

Forberedelsestid: 10 minutter
Koketid: 8 timer
Porsjoner: 4

Råmateriale:
- 3 ss olivenolje
- 2 pund svinekjøtt skulderstek
- 2 ts søt paprika
- 1 ts hvitløkspulver
- 1 ts løkpulver
- 1 ts muskatnøtt, malt
- 1 ts urt, malt
- Svart pepper etter smak
- 1 kopp grønnsakskraft med lite natrium

Bruksanvisning:
1. Kombiner biffen med oljen og andre ingredienser i saktekokeren, bland, dekk til og stek på lav i 8 timer.
2. Skjær biffen i skiver, del den mellom tallerkener og server med kokesaften hellet på toppen.

Ernæring: kalorier 689, fett 57,1, fiber 1, karbohydrater 3,2, protein 38,8

Kokos svinekjøtt og selleri

Forberedelsestid: 10 minutter
Koketid: 35 minutter
Porsjoner: 4

Råmateriale:
- 2 pund svinekjøtt, i terninger
- 2 ss olivenolje
- 1 kopp grønnsakskraft med lite natrium
- 1 stangselleri, hakket
- 1 ts sorte pepperkorn
- 2 sjalottløk, hakket
- 1 ss gressløk, hakket
- 1 kopp kokoskrem
- Svart pepper etter smak

Bruksanvisning:
1. Varm en panne med oljen over middels varme, tilsett sjalottløk og kjøtt, bland og brun i 5 minutter.
2. Tilsett selleri og andre ingredienser, bland, kok opp og kok på middels varme i ytterligere 30 minutter.
3. Fordel alt mellom tallerkener og server umiddelbart.

Ernæring: kalorier 690, fett 43,3, fiber 1,8, karbohydrater 5,7, protein 6,2

Svinekjøtt og tomatblanding

Forberedelsestid: 10 minutter
Koketid: 30 minutter
Porsjoner: 4

Råmateriale:
- 2 fedd hvitløk, hakket
- 2 pund svinekjøtt, malt
- 2 kopper cherrytomater, halvert
- 1 ss olivenolje
- Svart pepper etter smak
- 1 rødløk, hakket
- ½ kopp grønnsakskraft med lite natrium
- 2 ss lav natrium tomatpuré
- 1 ss persille, hakket

Bruksanvisning:
1. Varm en panne med oljen over middels varme, tilsett løk og hvitløk, bland og stek i 5 minutter.
2. Tilsett kjøttet og brun det i ytterligere 5 minutter.
3. Tilsett resten av ingrediensene, bland, kok opp, kok på middels varme i ytterligere 20 minutter, del i boller og server.

Ernæring: kalorier 558, fett 25,6, fiber 2,4, karbohydrater 10,1, protein 68,7

Salvie svinekoteletter

Forberedelsestid: 10 minutter
Koketid: 35 minutter
Porsjoner: 4

Råmateriale:
- 4 pinnekjøtt
- 2 ss olivenolje
- 1 ts røkt paprika
- 1 ss salvie, hakket
- 2 fedd hvitløk, hakket
- 1 ss sitronsaft
- Svart pepper etter smak

Bruksanvisning:
1. I en bakebolle, kombiner svinekoteletter med oljen og andre ingredienser, bland, sett i ovnen og stek ved 400 grader F i 35 minutter.
2. Fordel pinnekjøttet mellom tallerkener og server med salat.

Ernæring: kalorier 263, fett 12,4, fiber 6, karbohydrater 22,2, protein 16

Thai svinekjøtt og aubergine

Forberedelsestid: 10 minutter
Koketid: 30 minutter
Porsjoner: 4

Råmateriale:
- 1 pund svinekjøtt, i terninger
- 1 aubergine, i terninger
- 1 ss kokosnøttaminos
- 1 ts fem krydder
- 2 fedd hvitløk, hakket
- 2 thai chili, hakket
- 2 ss olivenolje
- 2 ss lav natrium tomatpuré
- 1 ss koriander, hakket
- ½ kopp grønnsakskraft med lite natrium

Bruksanvisning:
1. Varm en panne med oljen over middels høy varme, tilsett hvitløk, chili og kjøtt og brun i 6 minutter.
2. Tilsett auberginen og de andre ingrediensene, kok opp og la det småkoke på middels varme i 24 minutter.
3. Fordel blandingen mellom tallerkener og server.

Ernæring: kalorier 320, fett 13,4, fiber 5,2, karbohydrater 22,8, protein 14

Svinekjøtt og lime-løk

Forberedelsestid: 10 minutter
Koketid: 30 minutter
Porsjoner: 4

Råmateriale:
- 2 ss limejuice
- 4 løk, hakket
- 1 pund svinekjøtt, i terninger
- 2 fedd hvitløk, hakket
- 2 ss olivenolje
- Svart pepper etter smak
- ½ kopp grønnsakskraft med lite natrium
- 1 ss koriander, hakket

Bruksanvisning:
1. Varm en panne med oljen over middels varme, tilsett løk og hvitløk, rør og stek i 5 minutter.
2. Tilsett kjøttet, bland og stek i ytterligere 5 minutter.
3. Tilsett resten av ingrediensene, kok opp og la det småkoke på middels varme i 20 minutter.
4. Fordel blandingen mellom tallerkener og server.

Ernæring: kalorier 273, fett 22,4, fiber 5, karbohydrater 12,5, protein 18

Balsamico svinekjøtt

Forberedelsestid: 10 minutter
Koketid: 30 minutter
Porsjoner: 4

Råmateriale:
- 1 rødløk, i skiver
- 1 pund svinekjøtt, i terninger
- 2 røde chili, hakket
- 2 ss balsamicoeddik
- ½ kopp korianderblader, hakket
- Svart pepper etter smak
- 2 ss olivenolje
- 1 ss lavnatriumketchup

Bruksanvisning:
1. Varm en panne med olje på middels varme, tilsett løk og chili, bland og stek i 5 minutter.
2. Tilsett kjøttet, bland og stek i ytterligere 5 minutter.
3. Tilsett resten av ingrediensene, bland, kok opp og kok på middels varme i ytterligere 20 minutter.
4. Fordel alt mellom tallerkener og server umiddelbart.

Ernæring: kalorier 331, fett 13,3, fiber 5, karbohydrater 22,7, protein 17

Pesto svinekjøtt

Forberedelsestid: 10 minutter
Koketid: 36 minutter
Porsjoner: 4

Råmateriale:

- 2 ss olivenolje
- 2 vårløk, hakket
- 1 pund svinekoteletter
- 2 ss basilikumpesto
- 1 kopp cherrytomater, i terninger
- 2 ss lav natrium tomatpuré
- ½ kopp persille, hakket
- ½ kopp grønnsakskraft med lite natrium
- Svart pepper etter smak

Bruksanvisning:

1. Varm en panne med olivenolje over middels høy varme, tilsett vårløk og pinnekjøtt og brun i 3 minutter på hver side.
2. Tilsett pesto og andre ingredienser, rør forsiktig, kok opp og kok på middels varme i ytterligere 30 minutter.
3. Fordel alt mellom tallerkener og server.

Ernæring: kalorier 293, fett 11,3, fiber 4,2, karbohydrater 22,2, protein 14

Svinekjøtt og persillepepper

Forberedelsestid: 10 minutter
Koketid: 1 time
Porsjoner: 4

Råmateriale:
- 1 grønn paprika, hakket
- 1 rød paprika, hakket
- 1 gul paprika, hakket
- 1 rødløk, hakket
- 1 pund svinekoteletter
- 1 ss olivenolje
- Svart pepper etter smak
- 26 gram hermetiske tomater, usaltet og hakket
- 2 ss persille, hakket

Bruksanvisning:
1. Smør en stekepanne med olje, ordne kotelettene inni og legg de andre ingrediensene på toppen.
2. Stek ved 390 grader F i 1 time, del mellom platene og server.

Ernæring: kalorier 284, fett 11,6, fiber 2,6, karbohydrater 22,2, protein 14

Spisskummen lammeblanding

Forberedelsestid: 10 minutter
Koketid: 25 minutter
Porsjoner: 4

Råmateriale:
- 1 ss olivenolje
- 1 rødløk, hakket
- 1 kopp cherrytomater, halvert
- 1 pund lam, malt
- 1 ss chilipulver
- Svart pepper etter smak
- 2 ts spisskummen, malt
- 1 kopp grønnsakskraft med lite natrium
- 2 ss koriander, hakket

Bruksanvisning:
1. Varm en panne med oljen over middels høy varme, tilsett løk, lam og chilipulver, bland og stek i 10 minutter.
2. Tilsett resten av ingrediensene, bland, kok på middels varme i ytterligere 15 minutter.
3. Del opp i boller og server.

Ernæring: kalorier 320, fett 12,7, fiber 6, karbohydrater 14,3, protein 22

Svinekjøtt med reddiker og grønne bønner

Forberedelsestid: 10 minutter
Koketid: 35 minutter
Porsjoner: 4

Råmateriale:
- 1 pund svinekjøtt, i terninger
- 1 kopp reddiker, i terninger
- ½ pund grønne bønner, trimmet og halvert
- 1 gul løk, hakket
- 1 ss olivenolje
- 2 fedd hvitløk, hakket
- 1 kopp hermetiske tomater, uten salt og hakket
- 2 ts oregano, tørket
- Svart pepper etter smak

Bruksanvisning:
1. Varm en panne med oljen over middels høy varme, tilsett løk og hvitløk, bland og stek i 5 minutter.
2. Tilsett kjøttet, bland og stek i ytterligere 5 minutter.
3. Tilsett resten av ingrediensene, kok opp og kok på middels varme i 25 minutter.
4. Fordel alt i boller og server.

Ernæring: kalorier 289, fett 12, fiber 8, karbohydrater 13,2, protein 20

Fennikel lam og sopp

Forberedelsestid: 10 minutter
Koketid: 40 minutter
Porsjoner: 4

Råmateriale:
- 1 pund lammeskulder, benfri og i terninger
- 8 hvite sopp, halvert
- 2 ss olivenolje
- 1 gul løk, hakket
- 2 fedd hvitløk, hakket
- 1 og ½ ss fennikelpulver
- Svart pepper etter smak
- En haug med rødløk, hakket
- 1 kopp grønnsakskraft med lite natrium

Bruksanvisning:
1. Varm en panne med oljen over middels varme, tilsett løk og hvitløk, rør og stek i 5 minutter.
2. Tilsett kjøtt og sopp, bland og stek i ytterligere 5 minutter.
3. Tilsett resten av ingrediensene, bland, kok opp og kok på middels varme i 30 minutter.
4. Fordel blandingen i boller og server.

Ernæring: kalorier 290, fett 15,3, fiber 7, karbohydrater 14,9, protein 14

Svinekjøtt og spinatgryte

Forberedelsestid: 10 minutter
Koketid: 30 minutter
Porsjoner: 4

Råmateriale:
- 1 pund svinekjøtt, malt
- 2 ss olivenolje
- 1 rødløk, hakket
- ½ pund babyspinat
- 4 fedd hvitløk, hakket
- ½ kopp grønnsakskraft med lite natrium
- ½ kopp hermetiske tomater, uten salt, hakket
- Svart pepper etter smak
- 1 ss gressløk, hakket

Bruksanvisning:
1. Varm en panne med oljen over middels høy varme, tilsett løk og hvitløk, bland og stek i 5 minutter.
2. Tilsett kjøttet, bland og brun i ytterligere 5 minutter.
3. Tilsett resten av ingrediensene unntatt spinaten, bland, kok opp, reduser varmen til middels og kok i 15 minutter.
4. Tilsett spinaten, bland, kok blandingen i ytterligere 5 minutter, del alt i boller og server.

Ernæring: kalorier 270, fett 12, fiber 6, karbohydrater 22,2, protein 23

Svinekjøtt med avokado

Forberedelsestid: 10 minutter
Koketid: 15 minutter
Porsjoner: 4

Råmateriale:
- 2 kopper babyspinat
- 1 pund svinestek, kuttet i strimler
- 1 ss olivenolje
- 1 kopp cherrytomater, halvert
- 2 avokadoer, skrellet, uthulet og kuttet i terninger
- 1 ss balsamicoeddik
- ½ kopp grønnsakskraft med lite natrium

Bruksanvisning:
1. Varm en panne med oljen over middels høy varme, tilsett kjøttet, bland og stek i 10 minutter.
2. Tilsett spinat og andre ingredienser, bland sammen, kok i ytterligere 5 minutter, del i boller og server.

Ernæring: kalorier 390, fett 12,5, fiber 4, karbohydrater 16,8, protein 13,5

Svinekjøtt og epleblanding

Forberedelsestid: 10 minutter
Koketid: 40 minutter
Porsjoner: 4

Råmateriale:
- 2 pund svinekjøtt, kuttet i strimler
- 2 grønne epler, kjernet ut og kuttet i terninger
- 2 fedd hvitløk, hakket
- 2 sjalottløk, hakket
- 1 ss søt paprika
- ½ ts chilipulver
- 2 ss avokadoolje
- 1 kopp lavnatrium kyllingkraft
- Svart pepper etter smak
- Noen røde chilipepper flak

Bruksanvisning:
1. Varm opp en panne med oljen på middels varme, tilsett sjalottløk og hvitløk, bland og stek i 5 minutter.
2. Tilsett kjøttet og brun i ytterligere 5 minutter.
3. Tilsett epler og andre ingredienser, bland, kok opp og kok på middels varme i ytterligere 30 minutter.
4. Fordel alt mellom tallerkener og server.

Ernæring: kalorier 365, fett 7, fiber 6, karbohydrater 15,6, protein 32,4

Svinekoteletter med kanel

Forberedelsestid: 10 minutter
Matlagingstid: 1 time og 10 minutter
Porsjoner: 4

Råmateriale:
- 4 pinnekjøtt
- 2 ss olivenolje
- 2 fedd hvitløk, hakket
- ¼ kopp grønnsakskraft med lite natrium
- 1 ss kanelpulver
- Svart pepper etter smak
- 1 ts chilipulver
- ½ ts løkpulver

Bruksanvisning:
1. I en stekepanne, kombiner pinnekjøttet med oljen og andre ingredienser, bland, sett i ovnen og stek ved 390 grader F i 1 time og 10 minutter.
2. Fordel pinnekjøttet mellom tallerkener og server med salat.

Ernæring: kalorier 288, fett 5,5, fiber 6, karbohydrater 12,7, protein 23

Kokosnøtt svinekoteletter

Forberedelsestid: 10 minutter
Koketid: 20 minutter
Porsjoner: 4

Råmateriale:
- 2 ss olivenolje
- 4 pinnekjøtt
- 1 gul løk, hakket
- 1 ss chilipulver
- 1 kopp kokosmelk
- ¼ kopp koriander, hakket

Bruksanvisning:
1. Varm en panne med oljen over middels høy varme, tilsett løk og chilipulver, bland og stek i 5 minutter.
2. Tilsett pinnekjøttet og brun dem i 2 minutter på hver side.
3. Tilsett kokosmelken, bland, kok opp og kok på middels varme i ytterligere 11 minutter.
4. Tilsett koriander, bland, del alt i boller og server.

Ernæring: kalorier 310, fett 8, fiber 6, karbohydrater 16,7, protein 22,1

Svinekjøtt med blandet fersken

Forberedelsestid: 10 minutter
Koketid: 25 minutter
Porsjoner: 4

Råmateriale:
- 2 pund indrefilet av svin, i terninger
- 2 fersken, uthulet og delt i kvarte
- ¼ ts løkpulver
- 2 ss olivenolje
- ¼ ts røkt paprika
- ¼ kopp grønnsakskraft med lite natrium
- Svart pepper etter smak

Bruksanvisning:
1. Varm en panne med oljen over middels varme, tilsett kjøttet, bland og stek i 10 minutter.
2. Tilsett fersken og andre ingredienser, bland, kok opp og kok på middels varme i ytterligere 15 minutter.
3. Fordel hele blandingen mellom tallerkener og server.

Ernæring: kalorier 290, fett 11,8, fiber 5,4, karbohydrater 13,7, protein 24

Kakao lam og reddiker

Forberedelsestid: 10 minutter
Koketid: 35 minutter
Porsjoner: 4

Råmateriale:
- ½ kopp grønnsakskraft med lite natrium
- 1 pund lam, i terninger
- 1 kopp reddiker, i terninger
- 1 ss kakaopulver
- Svart pepper etter smak
- 1 gul løk, hakket
- 1 ss olivenolje
- 2 fedd hvitløk, hakket
- 1 ss persille, hakket

Bruksanvisning:
1. Varm en panne med oljen på middels høy varme, tilsett løk og hvitløk, bland og stek i 5 minutter.
2. Tilsett kjøttet, rør og brun i 2 minutter på hver side.
3. Tilsett kraften og andre ingredienser, bland, kok opp og kok på middels varme i ytterligere 25 minutter.
4. Fordel alt mellom tallerkener og server.

Ernæring: kalorier 340, fett 12,4, fiber 9,3, karbohydrater 33,14, protein 20

Sitronsvin og artisjokker

Forberedelsestid: 10 minutter
Koketid: 25 minutter
Porsjoner: 4

Råmateriale:
- 2 pund svinekjøtt, kuttet i strimler
- 2 ss avokadoolje
- 1 ss sitronsaft
- 1 ss sitronskall, revet
- 1 kopp hermetiske artisjokker, drenert og delt i kvarte
- 1 rødløk, hakket
- 2 fedd hvitløk, hakket
- ½ ts chilipulver
- Svart pepper etter smak
- 1 ts søt paprika
- 1 jalapeño, hakket
- ¼ kopp grønnsakskraft med lite natrium
- ¼ kopp rosmarin, hakket

Bruksanvisning:
1. Varm en panne med oljen på middels høy varme, tilsett løk og hvitløk, bland og stek i 4 minutter.
2. Tilsett kjøtt, artisjokker, chilipulver, jalapeño og paprika, bland og stek i ytterligere 6 minutter.
3. Tilsett resten av ingrediensene, bland, kok opp og kok på middels varme i ytterligere 15 minutter.
4. Fordel hele blandingen i boller og server.

Ernæring: kalorier 350, fett 12, fiber 4,3, karbohydrater 35,7, protein 14,5

Svinekjøtt med koriandersaus

Forberedelsestid: 10 minutter
Koketid: 20 minutter
Porsjoner: 4

Råmateriale:
- 2 pund svinekjøtt, i terninger
- 1 kopp korianderblader
- 4 ss olivenolje
- 1 ss pinjekjerner
- 1 ss fettfri parmesan, revet
- 1 ss sitronsaft
- 1 ts chilipulver
- Svart pepper etter smak

Bruksanvisning:
1. Bland korianderen med pinjekjernene, 3 ss olje, parmesan og sitronsaft i en blender og bland godt.
2. Varm en panne med den resterende oljen over middels varme, tilsett kjøtt, chilipulver og sort pepper, rør og brun i 5 minutter.
3. Tilsett koriandersausen og kok over middels varme i ytterligere 15 minutter, rør av og til.
4. Fordel svinekjøttet mellom tallerkener og server umiddelbart.

Ernæring: kalorier 270, fett 6,6, fiber 7, karbohydrater 12,6, protein 22,4

Svinekjøtt med mangoblanding

Forberedelsestid: 10 minutter
Koketid: 25 minutter
Porsjoner: 4

Råmateriale:
- 2 sjalottløk, hakket
- 2 ss avokadoolje
- 1 pund svinekjøtt, i terninger
- 1 mango, skrelt og i terninger
- 2 fedd hvitløk, hakket
- 1 kopp tomater, og hakket
- Svart pepper etter smak
- ½ kopp basilikum, hakket

Bruksanvisning:
1. Varm opp en panne med oljen på middels varme, tilsett sjalottløk og hvitløk, rør og stek i 5 minutter.
2. Tilsett kjøttet, bland og stek i ytterligere 5 minutter.
3. Tilsett resten av ingrediensene, bland, kok opp og kok på middels varme i ytterligere 15 minutter.
4. Fordel blandingen i boller og server.

Ernæring: kalorier 361, fett 11, fiber 5,1, karbohydrater 16,8, protein 22

Rosmarin svinekjøtt og sitron søtpoteter

Forberedelsestid: 10 minutter
Koketid: 35 minutter
Porsjoner: 4

Råmateriale:
- 1 rødløk, kuttet i terninger
- 2 søtpoteter, skrelt og kuttet i terninger
- 4 pinnekjøtt
- 1 ss rosmarin, hakket
- 1 ss sitronsaft
- 2 ts olivenolje
- Svart pepper etter smak
- 2 ts timian, hakket
- ½ kopp grønnsakskraft med lite natrium

Bruksanvisning:
1. Bland svinekoteletter med poteter, løk og andre ingredienser i en panne og rør forsiktig.
2. Stek ved 400 grader F i 35 minutter, del mellom platene og server.

Ernæring: kalorier 410, fett 14,7, fiber 14,2, karbohydrater 15,3, protein 33,4

Svinekjøtt med kikerter

Forberedelsestid: 10 minutter
Koketid: 25 minutter
Porsjoner: 4

Råmateriale:
- 1 pund svinekjøtt, i terninger
- 1 kopp hermetiske kikerter, uten salt, drenert
- 1 gul løk, hakket
- 1 ss olivenolje
- Svart pepper etter smak
- 10 gram hermetiske tomater, usaltet og hakket
- 2 ss koriander, hakket

Bruksanvisning:
1. Varm en panne med oljen på middels høy varme, tilsett løken, bland og stek i 5 minutter.
2. Tilsett kjøttet, bland og stek i ytterligere 5 minutter.
3. Tilsett resten av ingrediensene, bland, la småkoke på middels varme i 15 minutter, del alt i boller og server.

Ernæring: kalorier 476, fett 17,6, fiber 10,2, karbohydrater 35,7, protein 43,8

Lammekoteletter med grønnkål

Forberedelsestid: 10 minutter
Koketid: 35 minutter
Porsjoner: 4

Råmateriale:
- 1 kopp grønnkål, strimlet
- 1 pund lammekoteletter
- ½ kopp grønnsakskraft med lite natrium
- 2 ss lav natrium tomatpuré
- 1 gul løk, i skiver
- 1 ss olivenolje
- En klype sort pepper

Bruksanvisning:
1. Smør en stekepanne med oljen, ordne lammekoteletter inni, tilsett også grønnkålen og de andre ingrediensene og rør forsiktig.
2. Stek alt ved 390 grader F i 35 minutter, del mellom platene og server.

Ernæring: kalorier 275, fett 11,8, fiber 1,4, karbohydrater 7,3, protein 33,6

Chili lam

Forberedelsestid: 10 minutter
Koketid: 45 minutter
Porsjoner: 4

Råmateriale:
- 2 pund lam, i terninger
- 1 ss avokadoolje
- 1 ts chilipulver
- 1 ts varm paprika
- 2 rødløk, grovhakket
- 1 kopp grønnsakskraft med lite natrium
- ½ kopp natriumfattig ketchup
- 1 ss koriander, hakket

Bruksanvisning:
1. Varm en kjele med oljen over middels varme, tilsett løken og kjøttet og brun i 10 minutter.
2. Tilsett chilipulveret og de andre ingrediensene unntatt koriander, bland, kok opp og kok på middels varme i ytterligere 35 minutter.
3. Fordel blandingen i boller og server drysset med koriander.

Ernæring: kalorier 463, fett 17,3, fiber 2,3, karbohydrater 8,4, protein 65,1

Svinekjøtt med paprika

Forberedelsestid: 10 minutter
Koketid: 45 minutter
Porsjoner: 4

Råmateriale:
- 2 pund svinekjøtt, i terninger
- 2 purre, i skiver
- 2 ss olivenolje
- 2 fedd hvitløk, hakket
- 1 ts søt paprika
- 1 ss persille, hakket
- 1 kopp grønnsakskraft med lite natrium
- Svart pepper etter smak

Bruksanvisning:
1. Varm opp en panne med oljen på middels varme, tilsett purre, hvitløk og paprika, rør og la det småkoke i 10 minutter.
2. Tilsett kjøttet og brun det i ytterligere 5 minutter.
3. Tilsett resten av ingrediensene, bland på middels varme i 30 minutter, del alt i boller og server.

Ernæring: kalorier 577, fett 29,1, fiber 1,3, karbohydrater 8,2, protein 67,5

Svinekoteletter og snøerter

Forberedelsestid: 10 minutter
Koketid: 25 minutter
Porsjoner: 4

Råmateriale:
- 4 pinnekjøtt
- 2 ss olivenolje
- 2 sjalottløk, hakket
- 1 kopp snøerter
- 1 kopp grønnsakskraft med lite natrium
- 2 ss tomatpuré uten salt
- 1 ss persille, hakket

Bruksanvisning:
1. Varm opp en panne med oljen på middels varme, tilsett sjalottløken, bland og stek i 5 minutter.
2. Tilsett svinekoteletter og brun i 2 minutter på hver side.
3. Tilsett resten av ingrediensene, kok opp og la det småkoke på middels varme i 15 minutter.
4. Fordel blandingen mellom tallerkener og server.

Ernæring: kalorier 357, fett 27, fiber 1,9, karbohydrater 7,7, protein 20,7

Svinekjøtt og myntemais

Forberedelsestid: 10 minutter
Koketid: 1 time
Porsjoner: 4

Råmateriale:
- 4 pinnekjøtt
- 1 kopp grønnsakskraft med lite natrium
- 1 kopp mais
- 1 ss mynte, hakket
- 1 ts søt paprika
- Svart pepper etter smak
- 1 ss olivenolje

Bruksanvisning:
1. Legg svinekoteletter i en stekepanne, tilsett resten av ingrediensene, bland, sett i ovnen og stek ved 380 grader F i 1 time.
2. Fordel alt mellom tallerkener og server.

Ernæring: kalorier 356, fett 14, fiber 5,4, karbohydrater 11,0, protein 1

Dill lam

Forberedelsestid: 10 minutter
Koketid: 25 minutter
Porsjoner: 4

Råmateriale:
- Saft av 2 lime
- 1 ss limeskall, revet
- 1 ss dill, hakket
- 2 fedd hvitløk, hakket
- 2 ss olivenolje
- 2 pund lam, i terninger
- 1 kopp koriander, hakket
- Svart pepper etter smak

Bruksanvisning:
1. Varm opp en panne med olje på middels høy varme, tilsett hvitløk og kjøttet og brun i 4 minutter på hver side.
2. Tilsett sitronsaften og de andre ingrediensene og kok i 15 minutter lenger, rør ofte.
3. Fordel alt mellom tallerkener og server.

Ernæring: kalorier 370, fett 11,7, fiber 4,2, karbohydrater 8,9, protein 20

Allehånde pinnekjøtt og oliven

Forberedelsestid: 10 minutter
Koketid: 35 minutter
Porsjoner: 4

Råmateriale:
- 4 pinnekjøtt
- 2 ss olivenolje
- 1 kopp kalamata-oliven, uthulet og halvert
- 1 ts urt, malt
- ¼ kopp kokosmelk
- 1 gul løk, hakket
- 1 ss gressløk, hakket

Bruksanvisning:
1. Varm opp en panne med oljen på middels varme, tilsett løken og kjøttet og brun i 4 minutter på hver side.
2. Tilsett resten av ingrediensene, rør forsiktig, sett i ovnen og stek ved 390 grader F i ytterligere 25 minutter.
3. Fordel alt mellom tallerkener og server.

Ernæring: kalorier 290, fett 10, fiber 4,4, karbohydrater 7,8, protein 22

Italienske lammekoteletter

Forberedelsestid: 10 minutter
Koketid: 30 minutter
Porsjoner: 4

Råmateriale:
- 4 lammekoteletter
- 1 ss oregano, hakket
- 1 ss olivenolje
- 1 gul løk, hakket
- 2 ss fettfattig parmesan, revet
- 1/3 kopp grønnsakskraft med lite natrium
- Svart pepper etter smak
- 1 ts italiensk krydder

Bruksanvisning:
1. Varm en panne med oljen over middels høy varme, tilsett lammekoteletter og løk og brun i 4 minutter på hver side.
2. Tilsett resten av ingrediensene unntatt osten og bland.
3. Dryss osten på toppen, sett pannen i ovnen og stek ved 350 grader F i 20 minutter.
4. Fordel alt mellom tallerkener og server.

Ernæring: kalorier 280, fett 17, fiber 5,5, karbohydrater 11,2, protein 14

Svinekjøtt og oreganoris

Forberedelsestid: 10 minutter
Koketid: 35 minutter
Porsjoner: 4

Råmateriale:
- 1 ss olivenolje
- 1 pund svinekjøtt, i terninger
- 1 ss oregano, hakket
- 1 kopp hvit ris
- 2 kopper lavnatrium kyllingkraft
- Svart pepper etter smak
- 2 fedd hvitløk, hakket
- Saft av ½ sitron
- 1 ss koriander, hakket

Bruksanvisning:
1. Varm en kjele med oljen over middels varme, tilsett kjøtt og hvitløk og brun i 5 minutter.
2. Tilsett ris, kraft og andre ingredienser, kok opp og la det småkoke på middels varme i 30 minutter.
3. Fordel alt mellom tallerkener og server.

Ernæring: kalorier 330, fett 13, fiber 5,2, karbohydrater 13,4, protein 22,2

Svinekjøttboller

Forberedelsestid: 10 minutter
Koketid: 30 minutter
Porsjoner: 4

Råmateriale:
- 3 ss mandelmel
- 2 ss avokadoolje
- 2 egg, pisket
- Svart pepper etter smak
- 2 pund svinekjøtt, malt
- 1 ss koriander, hakket
- 10 gram hermetisk ketchup, uten salt

Bruksanvisning:
1. Bland svinekjøttet i en bolle med melet og andre ingredienser unntatt sausen og oljen, rør godt og form mellomstore kjøttboller av denne blandingen.
2. Varm opp en panne med oljen på middels varme, tilsett kjøttbollene og brun i 3 minutter på hver side. Tilsett sausen, rør forsiktig, kok opp og kok på middels varme i ytterligere 20 minutter.
3. Fordel alt i boller og server.

Ernæring: kalorier 332, fett 18, fiber 4, karbohydrater 14,3, protein 25

Svinekjøtt og endive

Forberedelsestid: 10 minutter
Koketid: 35 minutter
Porsjoner: 4

Råmateriale:
- 1 pund svinekjøtt, i terninger
- 2 andes, trimmet og revet
- 1 kopp lavnatriumbiffkraft
- 1 ts chilipulver
- En klype sort pepper
- 1 rødløk, hakket
- 1 ss olivenolje

Bruksanvisning:
1. Varm opp en panne med oljen over middels varme, tilsett løk og endive, bland og stek i 5 minutter.
2. Tilsett kjøttet, bland og stek i ytterligere 5 minutter.
3. Tilsett resten av ingrediensene, kok opp og kok på middels varme i ytterligere 25 minutter.
4. Fordel alt mellom tallerkener og server.

Ernæring: kalorier 330, fett 12,6, fiber 4,2, karbohydrater 10, protein 22

Svinekjøtt og gressløk reddik

Forberedelsestid: 10 minutter
Koketid: 35 minutter
Porsjoner: 4

Råmateriale:
- 1 kopp reddiker, i terninger
- 1 pund svinekjøtt, i terninger
- 1 ss olivenolje
- 1 rødløk, hakket
- 1 kopp hermetiske tomater, uten salt, knust
- 1 ss gressløk, hakket
- 2 fedd hvitløk, hakket
- Svart pepper etter smak
- 1 ts balsamicoeddik

Bruksanvisning:
1. Varm opp en panne med oljen på middels varme, tilsett løk og hvitløk, rør og stek i 5 minutter.
2. Tilsett kjøttet og brun i ytterligere 5 minutter.
3. Tilsett reddikene og resten av ingrediensene, kok opp og la det småkoke på middels varme i ytterligere 25 minutter.
4. Fordel alt i boller og server.

Ernæring: kalorier 274, fett 14, fiber 3,5, karbohydrater 14,8, protein 24,1

Kjøttboller laget av mynte og spinat

Forberedelsestid: 10 minutter
Koketid: 25 minutter
Porsjoner: 4

Råmateriale:
- 1 pund svinekjøtt, malt
- 1 gul løk, hakket
- 1 egg, pisket
- 1 ss mynte, hakket
- Svart pepper etter smak
- 2 fedd hvitløk, hakket
- 2 ss olivenolje
- 1 kopp cherrytomater, halvert
- 1 kopp babyspinat
- ½ kopp grønnsakskraft med lite natrium

Bruksanvisning:
1. Bland kjøttet med løken og de andre ingrediensene unntatt olje, cherrytomater og spinat i en bolle, rør godt og form mellomstore kjøttboller av denne blandingen.
2. Varm en panne med olivenolje over middels høy varme, tilsett kjøttbollene og stek dem i 5 minutter på hver side.
3. Tilsett spinat, tomater og kraft, bland, la det småkoke i 15 minutter.
4. Fordel alt i boller og server.

Ernæring:kalorier 320, fett 13,4, fiber 6, karbohydrater 15,8, protein 12

Kjøttboller og kokossaus

Forberedelsestid: 10 minutter
Koketid: 20 minutter
Porsjoner: 4

Råmateriale:
- 2 pund svinekjøtt, malt
- Svart pepper etter smak
- ¾ kopp mandelmel
- 2 egg, pisket
- 1 ss persille, hakket
- 2 rødløk, hakket
- 2 ss olivenolje
- ½ kopp kokoskrem
- Svart pepper etter smak

Bruksanvisning:
1. Bland svinekjøttet med mandelmelet og de andre ingrediensene unntatt løk, olje og fløte i en bolle, rør godt og form mellomstore kjøttboller av denne blandingen.
2. Varm en panne med oljen over middels varme, tilsett løken, rør og stek i 5 minutter.
3. Tilsett kjøttbollene og stek videre i 5 minutter.
4. Tilsett kokoskrem, kok opp, kok videre i 10 minutter, del i boller og server.

Ernæring: kalorier 435, fett 23, fiber 14, karbohydrater 33,2, protein 12,65

Gurkemeie svinekjøtt og linser

Forberedelsestid: 10 minutter
Koketid: 25 minutter
Porsjoner: 4

Råmateriale:
- 1 pund svinekjøtt, i terninger
- ½ kopp ketchup, uten salt
- 1 gul løk, hakket
- 2 ss olivenolje
- 1 kopp hermetiske linser, usaltet, drenert
- 1 ts karripulver
- 1 ts gurkemeiepulver
- Svart pepper etter smak

Bruksanvisning:
1. Varm opp en panne med olje på middels høy varme, tilsett løken og kjøttet og brun i 5 minutter.
2. Tilsett sausen og de andre ingrediensene, bland, kok på middels varme i 20 minutter, del alt i boller og server.

Ernæring: kalorier 367, fett 23, fiber 6,9, karbohydrater 22,1, protein 22

Lammerør

Forberedelsestid: 10 minutter
Koketid: 25 minutter
Porsjoner: 4

Råmateriale:
- 1 pund lam, malt
- 1 ss avokadoolje
- 1 rød paprika, kuttet i strimler
- 1 rødløk, i skiver
- 2 tomater, i terninger
- 1 gulrot, i terninger
- 2 fennikelløker, i skiver
- Svart pepper etter smak
- 2 ss balsamicoeddik
- 1 ss koriander, hakket

Bruksanvisning:
1. Varm opp en panne med olje på middels høy varme, tilsett løken og kjøttet og brun i 5 minutter.
2. Tilsett paprika og andre ingredienser, bland, kok på middels varme i ytterligere 20 minutter, del i boller og server umiddelbart.

Ernæring: kalorier 367, fett 14,3, fiber 4,3, karbohydrater 15,8, protein 16

Svinekjøtt med rødbeter

Forberedelsestid: 10 minutter
Koketid: 30 minutter
Porsjoner: 4

Råmateriale:
- 1 pund svinekjøtt, i terninger
- 2 små rødbeter, skrelt og i terninger
- 2 ss olivenolje
- 1 gul løk, hakket
- 2 fedd hvitløk, hakket
- Salt og sort pepper etter smak
- ½ kopp kokoskrem.

Bruksanvisning:
1. Varm opp en panne med oljen på middels høy varme, tilsett løk og hvitløk, rør og stek i 5 minutter.
2. Tilsett kjøttet og brun i ytterligere 5 minutter.
3. Tilsett resten av ingrediensene, kok opp og la det småkoke på middels varme i 20 minutter.
4. Fordel blandingen mellom tallerkener og server.

Ernæring: kalorier 311, fett 14,3, fiber 4,5, karbohydrater 15,2, protein 17

Lam og kål

Forberedelsestid: 10 minutter
Koketid: 35 minutter
Porsjoner: 4

Råmateriale:
- 2 ss avokadoolje
- 1 pund lam, i terninger
- 1 grønnkålshode, strimlet
- 1 kopp hermetiske tomater, uten salt, hakket
- 1 gul løk, hakket
- 1 ts timian, tørket
- Svart pepper etter smak
- 2 fedd hvitløk, hakket

1. **Bruksanvisning:**
2. Varm en panne med oljen på middels høy varme, tilsett løk og hvitløk og stek i 5 minutter.
3. Tilsett kjøttet og brun i ytterligere 5 minutter.
4. Tilsett resten av ingrediensene, bland, kok opp og kok på middels varme i ytterligere 25 minutter.
5. Fordel alt mellom tallerkener og server.

Ernæring: kalorier 325, fett 11, fiber 6,1, karbohydrater 11,7, protein 16

Lam med mais og okra

Forberedelsestid: 10 minutter
Koketid: 30 minutter
Porsjoner: 4

Råmateriale:
- 1 pund lam, i terninger
- 1 gul løk, hakket
- 2 fedd hvitløk, hakket
- 2 ss avokadoolje
- 1 kopp okra, hakket
- 1 kopp mais
- 1 kopp grønnsakskraft med lite natrium
- 1 ss persille, hakket

Bruksanvisning:
1. Varm opp en panne med oljen på middels høy varme, tilsett løk og hvitløk, rør og stek i 5 minutter.
2. Tilsett kjøttet, bland og stek i ytterligere 5 minutter.
3. Tilsett resten av ingrediensene, bland, kok opp og kok på middels varme i 20 minutter.
4. Fordel alt i boller og server.

Ernæring: kalorier 314, fett 12, fiber 4,4, karbohydrater 13,3, protein 17

Sennep estragon svinekjøtt

Forberedelsestid: 10 minutter
Koketid: 8 timer
Porsjoner: 4

Råmateriale:
- 2 pund stekt svinekjøtt, i skiver
- 2 ss olivenolje
- Svart pepper etter smak
- 1 ss estragon, hakket
- 2 sjalottløk, hakket
- 1 kopp grønnsakskraft med lite natrium
- 1 ss timian, hakket
- 1 ss sennep

Bruksanvisning:
1. Bland biffen med sort pepper og de andre ingrediensene i en slow cooker, sett på lokket og stek på Low i 8 timer.
2. Fordel svinesteken mellom tallerkener, drypp sennepssausen over alt og server.

Ernæring: kalorier 305, fett 14,5, fiber 5,4, karbohydrater 15,7, protein 18

Svinekjøtt med spirer og kapers

Forberedelsestid: 10 minutter
Koketid: 35 minutter
Porsjoner: 4

Råmateriale:
- 2 ss olivenolje
- 1 kopp grønnsakskraft med lite natrium
- 2 ss kapers, avrent
- 1 pund svinekoteletter
- 1 kopp bønnespirer
- 1 gul løk, kuttet i terninger
- Svart pepper etter smak

Bruksanvisning:
1. Varm opp en panne med olje på middels høy varme, tilsett løken og kjøttet og brun i 5 minutter.
2. Tilsett resten av ingrediensene, sett pannen i ovnen og stek ved 390 grader F i 30 minutter.
3. Fordel alt mellom tallerkener og server.

Ernæring: kalorier 324, fett 12,5, fiber 6,5, karbohydrater 22,2, protein 15,6

Svinekjøtt med rosenkål

Forberedelsestid: 10 minutter
Koketid: 35 minutter
Porsjoner: 4

Råmateriale:
- 2 pund svinekjøtt, i terninger
- ¼ kopp lavnatriumketchup
- Svart pepper etter smak
- ½ pund rosenkål, halvert
- 1 ss olivenolje
- 2 vårløk, hakket
- 1 ss koriander, hakket

Bruksanvisning:
1. Varm en panne med oljen over middels høy varme, tilsett løk og spirer og brun i 5 minutter.
2. Tilsett kjøttet og andre ingredienser, kok opp og stek på middels varme i ytterligere 30 minutter.
3. Fordel alt mellom tallerkener og server.

Ernæring: kalorier 541, fett 25,6, fiber 2,6, karbohydrater 6,5, protein 68,7

Blanding av svinekjøtt og varme grønne bønner

Forberedelsestid: 10 minutter
Koketid: 20 minutter
Porsjoner: 4

Råmateriale:
- 1 gul løk, hakket
- 2 pund svinekjøtt, kuttet i strimler
- ½ pund grønne bønner, trimmet og halvert
- 1 rød paprika, hakket
- Svart pepper etter smak
- 1 ss olivenolje
- ¼ kopp rød chilipepper, hakket
- 1 kopp grønnsakskraft med lite natrium

Bruksanvisning:
1. Varm en panne med olje på middels høy varme, tilsett løken og stek i 5 minutter.
2. Tilsett kjøttet og brun i ytterligere 5 minutter.
3. Tilsett resten av ingrediensene, bland, kok i 10 minutter på middels varme, del mellom tallerkener og server.

Ernæring: kalorier 347, fett 24,8, fiber 3,3, karbohydrater 18,1, protein 15,2

Lam med quinoa

Forberedelsestid: 10 minutter
Koketid: 30 minutter
Porsjoner: 4

Råmateriale:
1 kopp quinoa
2 kopper lavnatrium kyllingkraft
1 ss olivenolje
1 kopp kokoskrem
2 pund lam, i terninger
2 sjalottløk, hakket
2 fedd hvitløk, hakket
Svart pepper etter smak
En klype røde pepperflak, knust

Bruksanvisning:
1. Varm en kjele med oljen over middels høy varme, tilsett sjalottløk og hvitløk, rør og stek i 5 minutter.
2. Tilsett kjøttet og brun i ytterligere 5 minutter.
3. Tilsett resten av ingrediensene, rør, kok opp, reduser varmen til middels og kok i 20 minutter.
4. Del miksebollene og server.

Ernæring: kalorier 755, fett 37, fiber 4,4, karbohydrater 32, protein 71,8

Lam og Bok Choy Pan

Forberedelsestid: 10 minutter
Koketid: 30 minutter
Porsjoner: 4

Råmateriale:
- 1 kopp lavnatrium kyllingkraft
- 1 kopp bok choy, strimlet
- 1 pund lam, i terninger
- 2 ss avokadoolje
- 1 gul løk, hakket
- 1 gulrot, hakket
- Svart pepper etter smak

Bruksanvisning:
1. Varm opp en panne med olje på middels høy varme, tilsett løk og gulrot og stek i 5 minutter.
2. Tilsett kjøttet og brun i ytterligere 5 minutter.
3. Tilsett resten av ingrediensene, kok opp og la det småkoke på middels varme i 20 minutter.
4. Fordel alt mellom tallerkener og server.

Ernæring: kalorier 360, fett 14,5, fiber 5, karbohydrater 22,4, protein 16

Svinekjøtt med okra og oliven

Forberedelsestid: 10 minutter
Koketid: 35 minutter
Porsjoner: 4

Råmateriale:
- ½ kopp grønnsakskraft med lite natrium
- 1 kopp okra, trimmet
- 1 kopp sorte oliven, uthulet og halvert
- 2 ss olivenolje
- 4 pinnekjøtt
- 1 rødløk, kuttet i terninger
- Svart pepper etter smak
- ½ ss røde pepperflak
- 3 ss kokosnøttaminosyrer

Bruksanvisning:
1. Smør en stekepanne med olje og ordne pinnekjøttet inni.
2. Tilsett resten av ingrediensene, rør forsiktig og stek ved 390 grader F i 35 minutter.
3. Fordel alt mellom tallerkener og server.

Ernæring: kalorier 310, fett 14,6, fiber 6, karbohydrater 20,4, protein 16

Svinekjøtt og kapersbygg

Forberedelsestid: 10 minutter
Koketid: 35 minutter
Porsjoner: 4

Råmateriale:
- 1 kopp bygg
- 2 kopper lavnatrium kyllingkraft
- 1 pund svinekjøtt, i terninger
- 1 rødløk, i skiver
- 1 ss olivenolje
- Svart pepper etter smak
- 1 ts bukkehornkløverpulver
- 1 ss gressløk, hakket
- 1 ss kapers, avrent

Bruksanvisning:
1. Varm opp en panne med olje på middels høy varme, tilsett løken og kjøttet og brun i 5 minutter.
2. Tilsett bygg og de andre ingrediensene, bland, la det koke på middels varme i 30 minutter.
3. Fordel alt i boller og server.

Ernæring: kalorier 447, fett 15,6, fiber 8,6, karbohydrater 36,5, protein 39,8

Blanding av svinekjøtt og grønn løk

Forberedelsestid: 10 minutter
Koketid: 40 minutter
Porsjoner: 5

Råmateriale:
- 1 pund svinekjøtt, i terninger
- 1 ss avokadoolje
- 1 gul løk, hakket
- 1 haug med grønn løk, hakket
- 4 fedd hvitløk, hakket
- 1 kopp natriumfattig ketchup
- Svart pepper etter smak

Bruksanvisning:
1. Varm opp en panne med oljen over middels høy varme, tilsett løk og grønn løk, rør og la det småkoke i 5 minutter.
2. Tilsett kjøttet, rør og stek videre i 5 minutter.
3. Tilsett resten av ingrediensene, bland og kok på middels varme i ytterligere 30 minutter.
4. Fordel alt i boller og server.

Ernæring: kalorier 206, fett 8,6, fiber 1,8, karbohydrater 7,2, protein 23,4

Muskat svinekjøtt og svarte bønner

Forberedelsestid: 5 minutter
Koketid: 40 minutter
Porsjoner: 8

Råmateriale:
- 2 ss olivenolje
- 1 kopp hermetiske svarte bønner, usaltet, avrent
- 1 gul løk, hakket
- 1 kopp hermetiske tomater, uten salt, hakket
- 2 pund svinekjøtt, i terninger
- 2 fedd hvitløk, hakket
- Svart pepper etter smak
- ½ ts muskatnøtt, malt

Bruksanvisning:
1. Varm opp en panne med oljen på middels varme, tilsett løk og hvitløk og stek i 5 minutter.
2. Tilsett kjøttet, bland og stek i ytterligere 5 minutter.
3. Tilsett resten av ingrediensene, bland, kok opp og kok på middels varme i 30 minutter.
4. Fordel blandingen i boller og server.

Ernæring: kalorier 365, fett 14,9, fiber 4,3, karbohydrater 17,6, protein 38,8

Salat med laks og fersken

Forberedelsestid: 10 minutter
Koketid: 0 minutter
Porsjoner: 4

Råmateriale:
- 2 røkt laksefileter, uten ben, skinn og i terninger
- 2 fersken, pitlet og i terninger
- 1 ts olivenolje
- En klype sort pepper
- 2 kopper babyspinat
- ½ spiseskje balsamicoeddik
- 1 ss sitronsaft
- 1 ss koriander, hakket

Bruksanvisning:
1. Bland laksen med ferskenene og de øvrige ingrediensene i en salatbolle, bland og server kaldt.

Ernæring: kalorier 133, fett 7,1, fiber 1,5, karbohydrater 8,2, protein 1,7

Laks og dillkapers

Forberedelsestid: 10 minutter
Koketid: 15 minutter
Porsjoner: 4

Råmateriale:
- 2 ss olivenolje
- 4 laksefileter, uten ben
- 1 ss kapers, avrent
- 1 ss dill, hakket
- 1 sjalottløk, hakket
- ½ kopp kokoskrem
- En klype sort pepper

Bruksanvisning:
1. Varm en panne med oljen på middels høy varme, tilsett sjalottløk og kapers, bland og stek i 4 minutter.
2. Tilsett laksen og stek i 3 minutter på hver side.
3. Tilsett resten av ingrediensene, kok i ytterligere 5 minutter, del mellom tallerkener og server.

Ernæring: kalorier 369, fett 25,2, fiber 0,9, karbohydrater 2,7, protein 35,5

Laks og agurksalat

Forberedelsestid: 10 minutter
Koketid: 0 minutter
Porsjoner: 4

Råmateriale:
- 2 ss olivenolje
- ½ ts sitronsaft
- ½ ts sitronskall, revet
- En klype sort pepper
- 1 kopp sorte oliven, uthulet og halvert
- 1 kopp agurk, i terninger
- ½ pund røkt laks, benfri og i terninger
- 1 ss gressløk, hakket

Bruksanvisning:
1. Bland laksen med oliven og de øvrige ingrediensene i en salatbolle, bland og server.

Ernæring: kalorier 170, fett 13,1, fiber 1,3, karbohydrater 3,2, protein 10,9

Tunfisk og kamskjell

Forberedelsestid: 10 minutter
Koketid: 15 minutter
Porsjoner: 4

Råmateriale:
- 4 tunfiskfileter, uten ben og skinn
- 1 ss olivenolje
- 2 sjalottløk, hakket
- 2 ss limejuice
- En klype sort pepper
- 1 ts søt paprika
- ½ kopp lavnatrium kyllingkraft

Bruksanvisning:
1. Varm opp en panne med oljen på middels høy varme, tilsett sjalottløken og stek i 3 minutter.
2. Tilsett fisken og stek i 4 minutter på hver side.
3. Tilsett resten av ingrediensene, kok videre i 3 minutter, del mellom tallerkener og server.

Ernæring: kalorier 404, fett 34,6, fiber 0,3, karbohydrater 3, protein 21,4

Minty Cod Mix

Forberedelsestid: 10 minutter
Koketid: 17 minutter
Porsjoner: 4

Råmateriale:
- 2 ss olivenolje
- 1 ss sitronsaft
- 1 ss mynte, hakket
- 4 torskefileter, uten ben
- 1 ts sitronskall, revet
- En klype sort pepper
- ¼ kopp sjalottløk, hakket
- ½ kopp lavnatrium kyllingkraft

Bruksanvisning:
1. Varm en panne med oljen over middels varme, tilsett sjalottløk, rør og stek i 5 minutter.
2. Tilsett torsk, sitronsaft og andre ingredienser, kok opp og kok på middels varme i 12 minutter.
3. Fordel alt mellom tallerkener og server.

Ernæring: kalorier 160, fett 8,1, fiber 0,2, karbohydrater 2, protein 20,5

Torsk og tomater

Forberedelsestid: 10 minutter
Koketid: 16 minutter
Porsjoner: 4

Råmateriale:
- 2 ss olivenolje
- 2 fedd hvitløk, hakket
- ½ kopp grønnsakskraft med lite natrium
- 4 torskefileter, uten ben
- 1 kopp cherrytomater, halvert
- 2 ss limejuice
- En klype sort pepper
- 1 ss gressløk, hakket

Bruksanvisning:
1. Varm opp en panne med oljen på middels høy varme, tilsett hvitløk og fisken og stek i 3 minutter på hver side.
2. Tilsett resten av ingrediensene, kok opp og kok på middels varme i ytterligere 10 minutter.
3. Fordel alt mellom tallerkener og server.

Ernæring: kalorier 169, fett 8,1, fiber 0,8, karbohydrater 4,7, protein 20,7

Paprika tunfisk

Forberedelsestid: 4 minutter
Koketid: 10 minutter
Porsjoner: 4

Råmateriale:
- 2 ss olivenolje
- 4 tunfiskbiffer, uten ben
- 2 ts søt paprika
- ½ ts chilipulver
- En klype sort pepper

Bruksanvisning:
1. Varm opp en panne med oljen på middels høy varme, tilsett tunfiskbiffene, smak til med paprika, sort pepper og chilipulver, stek i 5 minutter på hver side, del mellom tallerkener og server med en salat.

Ernæring: kalorier 455, fett 20,6, fiber 0,5, karbohydrater 0,8, protein 63,8

Oransje torsk

Forberedelsestid: 5 minutter
Koketid: 12 minutter
Porsjoner: 4

Råmateriale:
- 1 ss persille, hakket
- 4 torskefileter, uten ben
- 1 kopp appelsinjuice
- 2 vårløk, hakket
- 1 ts appelsinskall, revet
- 1 ss olivenolje
- 1 ts balsamicoeddik
- En klype sort pepper

Bruksanvisning:
1. Varm opp en panne med oljen på middels varme, tilsett vårløken og stek i 2 minutter.
2. Tilsett fisken og de andre ingrediensene, stek i 5 minutter på hver side, del alt mellom tallerkener og server.

Ernæring: kalorier 152, fett 4,7, fiber 0,4, karbohydrater 7,2, protein 20,6

Basilikum laks

Forberedelsestid: 5 minutter
Koketid: 14 minutter
Porsjoner: 4

Råmateriale:
- 2 ss olivenolje
- 4 laksefileter uten skinn
- 2 fedd hvitløk, hakket
- En klype sort pepper
- 2 ss balsamicoeddik
- 2 ss basilikum, hakket

Bruksanvisning:
1. Varm opp en panne med olivenolje, tilsett fisken og stek i 4 minutter på hver side.
2. Tilsett resten av ingrediensene, kok i ytterligere 6 minutter.
3. Fordel alt mellom tallerkener og server.

Ernæring: kalorier 300, fett 18, fiber 0,1, karbohydrater 0,6, protein 34,7

Torsk og hvit saus

Forberedelsestid: 10 minutter
Koketid: 15 minutter
Porsjoner: 4

Råmateriale:
- 2 ss olivenolje
- 4 torskefileter, uten ben og skinn
- 1 sjalottløk, hakket
- ½ kopp kokoskrem
- 3 ss fettfri yoghurt
- 2 ss dill, hakket
- En klype sort pepper
- 1 hvitløksfedd hakket

Bruksanvisning:
1. Varm opp en panne med oljen på middels varme, tilsett sjalottløk og stek i 5 minutter.
2. Tilsett fisken og de andre ingrediensene og stek videre i 10 minutter.
3. Fordel alt mellom tallerkener og server.

Ernæring: kalorier 252, fett 15,2, fiber 0,9, karbohydrater 7,7, protein 22,3

Bland kveite og reddiker sammen

Forberedelsestid: 10 minutter
Koketid: 15 minutter
Porsjoner: 4

Råmateriale:
- 2 sjalottløk, hakket
- 4 kveitefileter, uten ben
- 1 kopp reddiker, halvert
- 1 kopp tomater, i terninger
- 1 ss olivenolje
- 1 ss koriander, hakket
- 2 ts sitronsaft
- En klype sort pepper

Bruksanvisning:
1. Smør en ovn med olje og ordne fisken inni.
2. Tilsett resten av ingrediensene, sett i ovnen og stek ved 400 grader F i 15 minutter.
3. Fordel alt mellom tallerkener og server.

Ernæring: kalorier 231, fett 7,8, fiber 6, karbohydrater 11,9, protein 21,1

Blanding av mandellaks

Forberedelsestid: 10 minutter
Koketid: 15 minutter
Porsjoner: 4

Råmateriale:
- 2 ss olivenolje
- ½ kopp mandler, hakket
- 4 laksefileter, uten ben
- 1 sjalottløk, hakket
- ½ kopp grønnsakskraft med lite natrium
- 2 ss persille, hakket
- Svart pepper etter smak

Bruksanvisning:
1. Varm opp en panne med oljen på middels varme, tilsett sjalottløken og stek i 4 minutter.
2. Tilsett laksen og de andre ingrediensene, stek i 5 minutter på hver side, del alt mellom tallerkener og server.

Ernæring: kalorier 240, fett 6,4, fiber 2,6, karbohydrater 11,4, protein 15

Torsk og brokkoli

Forberedelsestid: 10 minutter
Koketid: 20 minutter
Porsjoner: 4

Råmateriale:
- 2 ss kokosnøttaminosyrer
- 1 pund brokkoli
- 4 torskefileter, uten ben
- 1 rødløk, hakket
- 2 ss olivenolje
- ¼ kopp lavnatrium kyllingkraft
- Svart pepper etter smak

Bruksanvisning:
1. Varm opp en panne med oljen på middels varme, tilsett løk og brokkoli og stek i 5 minutter.
2. Tilsett fisken og de andre ingrediensene, kok videre i 20 minutter, del alt mellom tallerkener og server.

Ernæring: kalorier 220, fett 14,3, fiber 6,3, karbohydrater 16,2, protein 9

Ingefær havabborblanding

Forberedelsestid: 10 minutter
Koketid: 15 minutter
Porsjoner: 4

Råmateriale:
- 1 ss balsamicoeddik
- 1 ss ingefær, revet
- 2 ss olivenolje
- Svart pepper etter smak
- 4 havabborfileter, uten ben
- 1 ss koriander, hakket

Bruksanvisning:
1. Varm opp en panne med oljen på middels varme, tilsett fisken og stek i 5 minutter på hver side.
2. Tilsett resten av ingrediensene, kok videre i 5 minutter, del mellom tallerkener og server.

Ernæring: kalorier 267, fett 11,2, fiber 5,2, karbohydrater 14,3, protein 14,3

Laks og grønne bønner

Forberedelsestid: 10 minutter
Koketid: 20 minutter
Porsjoner: 4

Råmateriale:
- 2 ss olivenolje
- 1 kopp lavnatrium kyllingkraft
- 4 laksefileter, uten ben
- 2 fedd hvitløk, hakket
- 1 ss ingefær, revet
- ½ pund grønne bønner, trimmet og halvert
- 2 ts balsamicoeddik
- ¼ kopp løk, hakket

Bruksanvisning:
1. Varm opp en panne med oljen på middels varme, tilsett løk og hvitløk og stek i 5 minutter.
2. Tilsett laksen og stek i 5 minutter på hver side.
3. Tilsett resten av ingrediensene, kok i ytterligere 5 minutter, del mellom tallerkener og server.

Ernæring: kalorier 220, fett 11,6, fiber 2, karbohydrater 17,2, protein 9,3

www.ingramcontent.com/pod-product-compliance
Lightning Source LLC
Chambersburg PA
CBHW050353120526
44590CB00015B/1683